歯科衛生士臨床のための
Quint Study Club

知っておきたい知識編 ❻

明日から使える！
歯科衛生士のマイクロスコープ活用法

編著
辻本恭久
三橋　純

著
上田こころ
大野真美
林　智恵子
増田佳子
安田美奈
和田莉那

クインテッセンス出版株式会社　2018
QUINTESSENCE PUBLISHING
Berlin, Barcelona, Chicago, Istanbul, London, Milan, Moscow, New Delhi, Paris, Prague, São Paulo, Seoul, Singapore, Tokyo, Warsaw

序文

　2004年に日本顕微鏡歯科学会を立ち上げてから10年以上の月日が流れた。日本でマイクロスコープが使用され始めたのは1990年代からであり、その頃は限られた歯科医師だけが使用していた。学会活動が始まり、歯科衛生士にも「認定歯科衛生士の資格をつくろう」と提案があり、これまでに認定歯科衛生士が誕生してきたが、多くの歯科衛生士から「歯科衛生士用のマイクロスコープの本を出してほしい」と声が上がった。現在までに何冊かマイクロスコープ診療の本が出版されてきたが、歯科衛生士用の書籍はなく、毎年発刊される日本顕微鏡歯科学会編の「別冊マイクロデンティストリーYEARBOOK」（クインテッセンス出版）のなかに、一部歯科衛生士が書いたものが掲載されている程度であった。

　編者である私・辻本恭久と三橋純、ならびにクインテッセンス出版のスタッフと話し合い、ぜひとも歯科衛生士向けのマイクロスコープを活用するための書籍を出版しようということになった。2017年の日本顕微鏡歯科学会学術大会の会場にて、執筆を依頼しようと考えた主だった歯科衛生士たちと話し合いの場をもち、「何をどう伝えようか？」「そのために、誰に、書いてもらおうか？」などを決め、林千恵子氏を中心に内容を決めることになった。1つのテーマを1人の歯科衛生士だけでなく、何人かで書いていく方式にしたのも、それぞれの考え方、やり方があるからである。

　今回、めでたく発刊までこぎつけたのも、執筆してくれた歯科衛生士たちだけでなく、彼女たちが勤務している歯科医院の院長や周りのスタッフの協力があったからであり、この場を借りて心から感謝したい。

　本書が、これからマイクロスコープを使用して歯科衛生士業務を行おうとする歯科衛生士、それをバックアップしてくれる歯科医師ならびにスタッフの方々の役に立てれば幸いである。

2018年1月吉日
編者　辻本恭久

序文 3

CHAPTER 1　マイクロスコープの診療とは

1. 歯科衛生士がマイクロスコープを使う意義
辻本恭久

はじめに 10
ブラッシング指導 10
歯石除去 12
おわりに 14

2. これだけはおさえておきたいマイクロスコープの基礎知識
三橋　純

はじめに 15
マイクロスコープのつくり 15
鏡体のつくり 16
マイクロスコープを自分の眼に合わせて調整する 16
瞳孔間距離を合わせる 18
フリクションを調整する 19
安全にマイクロスコープを使うために 20
まとめ 22

CHAPTER 2　歯科衛生士が行うマイクロスコープ歯科診療の介補

1. 術者（歯科医師）と患者のアクションを見逃さないこと
安田美奈

はじめに 24
視野を妨げないようにする 24
エアーの当て方 26
術者のアクションを見逃さない 26
患者のアクションを見逃さない 27
介補の技術を上げるために 28
まとめ 28

2. いかにスムーズに進行するかを考える
上田こころ

はじめに 29
事前準備 29
治療中 32
まとめ 34

3. 気配りは信頼関係を築く鍵
和田莉那

はじめに 35
事前準備、術式の確認は綿密に 35
実際の流れ 37
術後は反省会を 40
まとめ 40

CHAPTER 3　歯科衛生士が行うマイクロスコープ歯科予防法、ブラッシング指導、TBI

1. 劇的に結果が変わる！　マイクロTBI
林　智恵子

　はじめに 42
　マイクロスコープで口腔内を撮影して患者さんに見せて心をつかむ 42
　マイクロスコープを用いた口腔内の清掃 44
　歯ブラシやフロスのポイントは言葉だけでは伝わりづらい 45

2. 隣接面などプラーク付着が多い箇所を中心に指導する
安田美奈

　はじめに 46
　隣接面う蝕 46
　遠心面のプラーク除去 47
　隣接面の清掃 48
　補綴装置周囲の清掃 49
　まとめ 49

3. これから先の自分のために今できること
和田莉那

　はじめに 50
　初診時に作成したお口の診断書を有効活用する 50
　VTR録画をもとに苦手部位の克服、手技練習 52
　奥歯だし、暗いし、見えない、わからない？ 53
　まとめ 54

CHAPTER 4　マイクロスコープを使用して歯科衛生士が行う歯石除去

1. 見ながら歯石除去
増田佳子

　はじめに 56
　縁上歯石 56
　縁下歯石 57
　声かけ 59
　チェア 60
　バイトブロック 60
　エアーミラー 61
　ライト 61
　ピックアップリターン 61

2. 拡大することで「気づく」こと
上田こころ

　はじめに 62
　マイクロスコープで何が見えるのか 62
　まとめ 67

3. 拡大視野で「見る」「見せる」という視覚を活用した歯石除去
大野真美

　はじめに 68
　歯肉縁上歯石の除去 69
　歯肉縁下歯石の除去 70

CHAPTER 5　マイクロスコープを使用して歯科衛生士が行う PMTC

1．理解と感動を与える
増田佳子

- はじめに 74
- メインテナンスにかけるチェアタイム 74
- 動画を見せてモチベーションアップをはかる 74
- 歯科衛生士は歯の保存にとても重要な役割を果たせる 76
- ハンドピースの持ち方 77
- ミラーテクニック 78
- 上顎左側第一大臼歯 78

2．患者さん満足度の高い PMTC を目指して
和田莉那

- はじめに 79
- マイクロスコープを使用したPMTCの前に 79
- 使用する器具、本当にそれで良いの？　PMTCの期間について 80
- 実際に行っているPMTC 80
- 愛用しているPMTC用品 82
- マイクロスコープがあって良かった 83
- まとめ 84

CHAPTER 6　マイクロスコープを使用した患者さんへの情報提供、各種指導

1．口腔から見る「真の予防」
林　智恵子

- はじめに 86
- 患者さんは思い込みが多い？！ 87
- 力のコントロールの指導も大切 87
- 未病の状態から病気に移行させないことこそが「真の予防」 89

2．記録画像による情報提供や各種指導が患者さんの意識改革につながる
大野真美

- はじめに 90
- 特殊な歯の形態のリスクを伝える 90
- 力が及ぼす影響を伝える 91
- 二次う蝕を理解してもらう 93
- 抜歯への理解 94
- まとめ 94

CHAPTER 7　記録した映像などをどのように患者さん教育に活用したらよいか

1. マイクロ動画の見せ方、記録の重要性
林　智恵子

　はじめに 96
　ブラッシング指導 96
　ブラッシング指導のポイント 96
　記録の保存が重要 98

2. 伝えることの大切さ、難しさ
上田こころ

　はじめに 99
　録画 99
　説明 103
　まとめ 104

CHAPTER 8　歯科医院での情報の共有、ディスカッション

1. チームワークの向上
増田佳子

　はじめに 106
　マイクロスコープと録画プレゼンシステム 106
　受付の重要性 107
　動画撮影時の注意点 108
　経過観察で変化に気づく 108
　外部からの見学者 109

2. マイクロスコープのスキルアップへの3つの方法
大野真美

　はじめに 110
　院内勉強会でのマイクロスコープ動画を使ったプレゼンテーション 111
　「先輩から後輩へ」技術のバトンリレー 113
　得た技術をブラッシュアップ！勉強会での実技の確認 114

CHAPTER 9　教育機関でのマイクロスコープの活用

1. 情報共有によるスキルアップ！ レベルアップ‼
　　　　　　　　　　　　　　　　　　　　　　　　　　　　　　　　林　智恵子

　　はじめに 116
　　明るく拡大して見えることのメリット 117
　　「頭でわかっていること」と「実際のインスツルメントの動き」............................. 118
　　時間や場所を選ばず、治療症例を見ることができる 119
　　「日本顕微鏡歯科学会認定歯科衛生士」を目指しましょう 120

2. 相互実習が効果的！
　　　　　　　　　　　　　　　　　　　　　　　　　　　　　　　　安田美奈

　　はじめに 121
　　マイクロスコープの介補を行うために 121
　　マイクロスコープを知ってもらうために 123
　　学生同士のマイクロスコープの相互実習 124
　　相互実習後の振り返りとアドバイス 126
　　まとめ 126

CHAPTER10　日本顕微鏡歯科学会認定歯科衛生士を取得するためには

1. 日本顕微鏡歯科学会が歯科衛生士に期待すること
　　　　　　　　　　　　　　　　　　　　　　　　　　　　　　　　辻本恭久

　　.. 128

2. 日本顕微鏡歯科学会認定歯科衛生士への道のり
　　　　　　　　　　　　　　　　　　　　　　　　　　　　　　　　加藤あゆ美

　　はじめに 129
　　認定試験までの準備 129
　　認定歯科衛生士になるための手続 130
　　試験当日、そしてこれから 130

CHAPTER 1

マイクロスコープの診療とは

1. 歯科衛生士がマイクロスコープを使う意義

辻本恭久

はじめに

　歯科衛生士の主な業務は、なんといっても患者さんの歯周病予防に関連するブラッシング指導、歯石除去になるのではないでしょうか。もちろん、さまざまな指導にかかわり患者さんのケアをしていることは周知のことです。

　これまで行われてきたブラッシング指導では、患者さんの口腔内の汚れている箇所を理解してもらうために、染め出しを行った後は手鏡を使用しながらの説明が主だったのではないでしょうか。あるいは、術前の口腔内、染め出した口腔内、ブラッシング後の口腔内それぞれの状態をカメラで撮影し、患者さんに説明している歯科衛生士もいると思います。しかし、患者さんに説明し教育するための写真はかなりの枚数が必要で、かなりの手間が必要でしたが、マイクロスコープでの記録動画であれば大幅な省力化ができます。

　本書では動画を掲載できないため、詳細な角度からの説明が充分行き届かないと思いますが、マイクロスコープを使用することで日常の患者さんへの指導がよりやりやすくなることを解説したいと思います。

ブラッシング指導

　一般的に、口腔内の汚れを患者さんに理解してもらうために染め出しを行い、その結果を**図1**に示したように、患者さんに手鏡を持ってもらい見てもらうのが通常のやり方だと思います。**図2**はマイクロスコープで録画した患者さんの口腔内の状態の一部分ですが、口腔内全体の録画を瞬時に行うことができるし、再生も簡単です。手持ちのカメラで口腔内写真を撮ることになるとそれなりのテクニックも必要であり、ピントを合わせて撮影するのには慣れが必要です。

　図3は歯科衛生士が患者さんの口腔内に直接ブラシを挿入し磨いているところを、患者さんに手鏡で見てもらっている風景です。**図4**は下顎前歯舌側をブラッシングしているところをマイクロスコープで録画している風景ですが、このような部位を手鏡で指導するのは困難な場合が多いです。録画しておけば何度でも繰り返し再生し、大事な点を指導することができます。

　図5は歯面研磨を終了したところですが、拡大して細かいところまでチェックできます。ルーペを使用しての歯面研磨では同様にチェックすることはできますが、患者さんに拡大した像を見せることはできません。患者さんのブラッシング指導に対する理解度はマイクロスコープを使用することで確実にアップします。

CHAPTER 1 マイクロスコープ歯科診療とは

ブラッシング指導のポイント

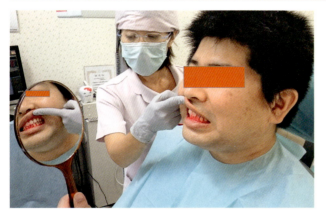

図1 染め出しを行った口腔内を患者に手鏡を持ってもらい説明。

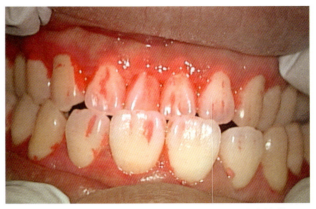

図2 マイクロスコープで録画した患者の口腔内状態の一部を示した。

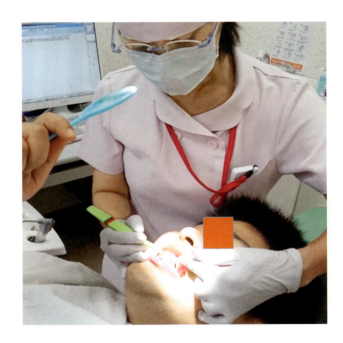

図3 歯科衛生士が患者の口腔内に直接ブラシを挿入して磨いているところを、患者に手鏡を持って見てもらっている。

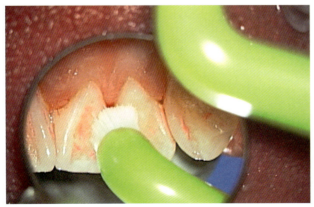

図4 下顎前歯舌側をブラッシングしているところをマイクロスコープで録画している。

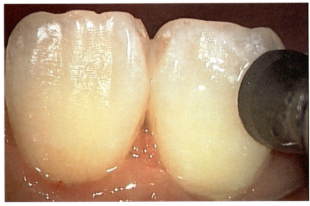

図5 マイクロスコープ下で歯面研磨し詳細をチェックしている。

明日から使える！ 歯科衛生士のマイクロスコープ活用法

下顎左側側切歯舌側面をマイクロスコープで観察

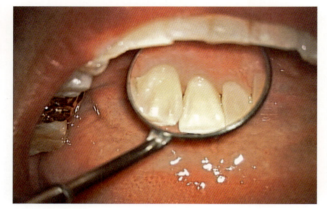

図6　拡大率3.4倍。

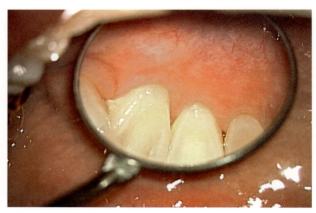

図7　拡大率5.1倍。

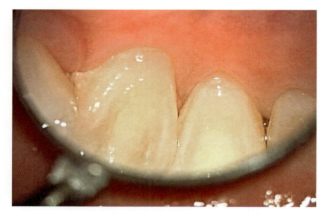

図8　拡大率8.2倍。

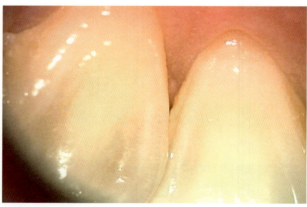

図9　拡大率13.6倍。

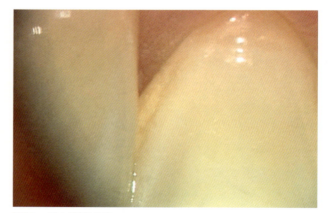

図10　拡大率21.3倍。

歯石除去

　歯石の有無を確認するために、ルーペを使用するのは当然有効です。しかし、図6～10に示したように、拡大率を上げることによって見逃しがちなものもはっきりと認識できます。図6は3.4倍、図7は5.1倍、図8は8.2倍、図9は13.6倍、そして図10は21.3倍の拡大率です。下顎左側側切歯遠心側に沈着した歯石を認識することができます。また、この拡大像を患者さんにお見せすることで、患者

下顎舌側面の歯石沈着状態をマイクロスコープで観察

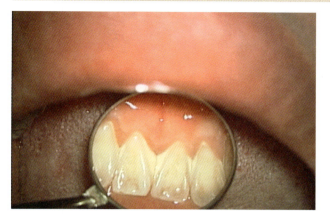

図11　拡大率3.4倍。

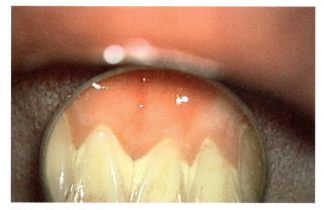

図12　拡大率5.1倍。

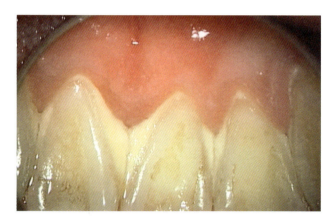

図13　拡大率8.2倍。

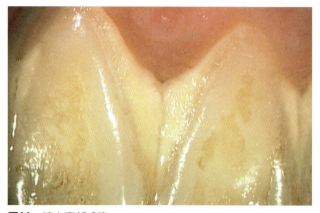

図14　拡大率13.6倍。

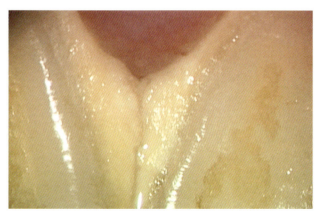

図15　拡大率21.3倍。

さんの歯石に対する認識もアップするのではないでしょうか。

　同様に図11から図15に示したものも、歯石の沈着が多い患者さんのマイクロスコープ映像から切り出した口腔内写真です。歯間部ばかりではなく歯頸部にも歯石が沈着し、ポケット測定さえ困難な患者さんです。

　歯石除去には手用スケーラー、超音波スケーラー等を用いて行うのが通常です。使用回数が多く先が丸まってきたスケーラーは、手用であれ、超音波用であれ、歯石を効率よく除去するのは困難となってきます。どんなに経験を積みうまいと思われている歯科衛生士でも、器具が良くなければ適切な処置はできなくなります。

　図16、17に示したのは、先が磨り減り丸まってきた超音波スケー

器具の状態や口腔内の状態に目を向けることが大切

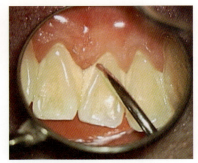
図16　先の磨り減った超音波スケーラーを用いての歯石除去。

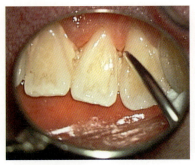
図17　先の磨り減った超音波スケーラーを使用すると歯間部歯頸部の詳細にわたり除去することができない。

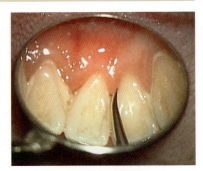
図18　先の磨り減っていない超音波スケーラーでの歯石除去。

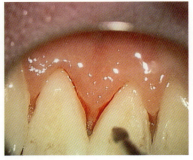
図19　先の磨り減っていない超音波スケーラーでの歯石除去。マイクロスコープ下で行うことで細部にわたり除去可能となる。

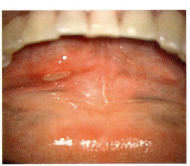
図20　下顎左側口腔前庭に存在する口内炎。

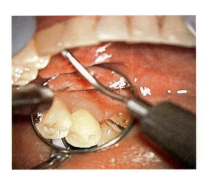
図21　歯を拡大してみることに熱中してしまうと、デンタルミラーで口内炎を刺激してしまうこともある。

ラーを使用している写真ですが、歯間部や歯頸部に沈着した歯石を完全に除去できていません。先の磨り減っていないものを用いることで、歯間部歯頸部の沈着歯石を適切に除去することができます（図18、19）。これもマイクロスコープ下の拡大視野で可能となること

であり、患者さんにもこの処置の様子を録画した動画で説明することで、いかに適切な処置をしてもらったかということが理解できますし、患者さん自身の口腔内の状態が悪いということも実感してもらえることになります。

図20、21に示したのは、患者さんの口腔内にある大きな口内炎です。時としてマイクロスコープの拡大視野下で処置を行う場合、処置部位のみを見ることに夢中になり、デンタルミラー等で口内炎部位を不用意に触ってしまい、患者さんの信頼を失うこともあるので注意しなければなりません。

おわりに

マイクロスコープを使用することでのメリットは患者さんだけではなく、歯科衛生士自身にもあります。すなわち、これまで手探りで行ってきた部位の処置をマイクロスコープとデンタルミラーを適切に使用することで正確な指導や処置を患者さんに行うことができ、患者さんからの信頼を得ることができるのです。

また、処置内容を録画しておくことで、後に自身の処置を反省することができます。うまくいったこと、うまくいかなかったこと、その考察を録画を見ながらできます。歯科医師や第三者とともに処置内容を録画を通じてディスカッションすることもできます。

このように、マイクロスコープは歯科衛生士にとって非常に有効なのです。

2. これだけはおさえておきたい マイクロスコープの基礎知識

三橋 純

はじめに

　勤務先にあるマイクロスコープ。先生が使っているのを見てはいるけれど、触れてみるのは少しこわいもの。ここでは、マイクロスコープの仕組みを解説します。それにより、マイクロスコープに親しみを感じてもらえたらと思います。

マイクロスコープのつくり

　マイクロスコープは、鏡体とそれを支えるスタンド・アームから成ります。レンズなどが集まっている鏡体がマイクロスコープの本質的な部分ですが、マイクロスコープの"使いごこち"を左右するのがスタンド・アームです。

　マイクロスコープは拡大して見るので、フラフラ動いてしまうと見ることができません。すると、スタンド・アームが微動だにしないくらいガッチリと動かないことが良いと思われます。しかし、マイクロスコープで見るところは1か所ではなく、あちこちの歯をいろいろな方向から観察するので、動かしやすいことも求められます。この"動かないこと"と"動かしやすいこと"の相反する機能を両立させるのが、アームのすべての関節にそれぞれ付いている「フリクション」と呼ばれる小さなツマミです。フリクションを適切に調整することがマイクロスコープの使いごこちに大きく影響するので非常に重要です。治療の前にご自分で調整しておきましょう。

マイクロスコープのつくり

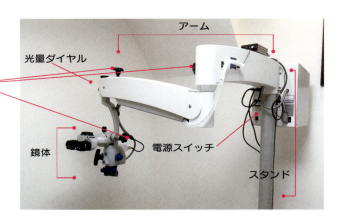

図1 マイクロスコープのつくり。鏡体（レンズなどが集まったマイクロスコープの心臓ともいうべきところ）、アーム（鏡体とスタンドの間をつないでいる）、フリクション、光量ダイヤル、電源スイッチ、スタンド（マイクロスコープの支柱。移動できるフロアスタンド、壁固定、天井懸架式などのタイプがある）。

明日から使える！　歯科衛生士のマイクロスコープ活用法

鏡体のつくり

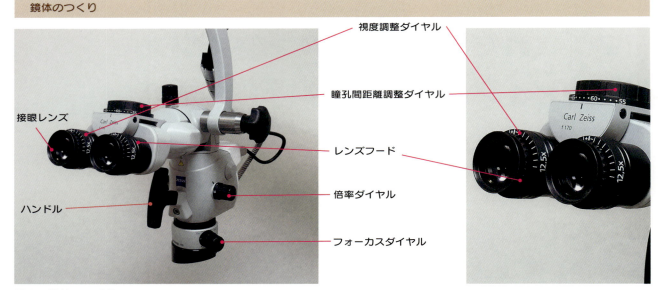

図2　鏡体のつくり。

鏡体のつくり

　鏡体にはさまざまなダイヤルやネジがあります。メーカーや機種によっても変わりますので、**図2**を参考にして自院のマイクロスコープを確認しましょう。

●注意

　マイクロスコープにはレンズなどを固定しているネジもあります。これらのネジが緩んでしまうと、部品が落下してしまいケガにつながることもあります。簡単には緩まないようになっているのですが、診療中に誤って廻さないように注意しましょう。

　また、ときどきはしっかり締まっていることを確認しましょう。廻す必要のあるダイヤル・ネジと、廻してはいけないものをはっきりおぼえましょう。

マイクロスコープを自分の眼に合わせて調整する

　術者により、顔の大きさや眼の幅、視力も異なります。マイクロスコープを使う前に自分の眼に合わせて調整する必要があります。とくに、1台のマイクロスコープを複数の術者が使う場合には、そのつど調整しないとよく見えないばかりか、眼が疲れたり、頭が痛くなったりすることもあるので、調整法をしっかりおぼえましょう。

●視度調整

準備：人間の視力には左右差があります。これを整えるのが視度調整です。マイクロスコープの下に水平なテーブルなどを用意します。そこに、名刺などの細かい文字が印字された平らな印刷物を置きます。

Step 1：まず、右眼の視度を調整します。右眼の視度調整ダイヤルをマイナスいっぱいにして、倍率を最大にします。左眼はガーゼなどで隠して見えないようにします。右眼だけでマイクロスコープを覗きながらマイクロスコープを上下させたり、フォーカスダイヤルを調整して、文字にフォーカスを合わせます（**図3、4**）。

Step 2：次に、調整したマイクロスコープの位置やフォーカスダ

CHAPTER 1　マイクロスコープ歯科診療とは

視度調整のStep

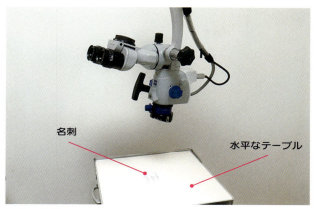

図3　準備。

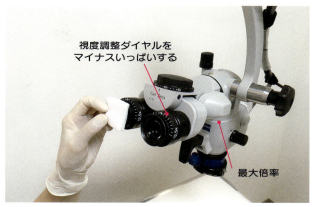

図4　Step 1。右眼だけで見て、フォーカスが合うように鏡体を上下させたり、フォーカスダイヤルを調整する。

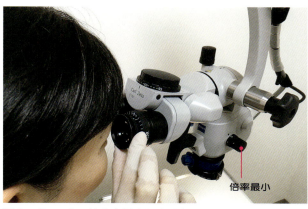

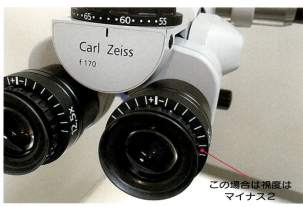

図5　Step 2。倍率を最小にするとフォーカスがズレていることがわかる。Step 1で調整した鏡体やフォーカスダイヤルは決して動かさずに、視度調整ダイヤルをプラス方向へ廻しながらフォーカスを合わせる。その時の数値を記録する。

POINT

けっしてマイクロスコープの位置やフォーカスダイヤルを動かさずに、視度調整ダイヤルだけを動かすのがポイントです。また、一度の計測では誤差がありますから、Step1とStep2を3～4回繰り返してその平均値を右眼の視度にします。同様に、左眼の視度調整をします。これら左右の視度調整の数値は大きく変化はしませんから、毎回計測する必要はありませんが、自分の数値としておぼえておいてマイクロスコープを使う前に合わせましょう。また、半年に一度は再調整して、つねに眼のコンディションに合わせるようにしましょう。

イヤルは動かさずに倍率を最小にします。すると、文字のフォーカスがボケて見えます。それを見ながら、視度調整ダイヤルを右手でプラス方向へフォーカスが合うまで廻します。そして、フォーカスが合ったときのダイヤルの数値を読みます（図5）。

瞳孔間距離の調整

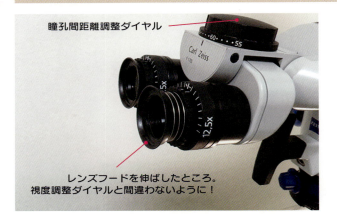

図6 瞳孔間距離の調整。

瞳孔間距離を合わせる

　左右それぞれの視度調整のつぎに、眼の幅（瞳孔間距離）を合わせます。みなさんも双眼鏡を覗いたことがあると思いますが、その際に接眼レンズを自身の眼の幅に合わせて調整したはずです。マイクロスコープも同様に調整します。

　まず倍率を最小にして、両眼でレンズを覗きますが、瞳孔間距離調整ダイヤルを廻しながら左右の視界が1つに重なるように調整します（**図6**）。

POINT

①眼をレンズに近づけすぎないようにします。裸眼やコンタクトレンズ使用者は近くなりすぎやすいので注意しましょう。レンズフードを伸ばしてもよいです。
②マイクロスコープの接眼レンズ部分は双眼鏡と同じ構造です。近くではなく遠くを見るようにしましょう。

CHAPTER 1　マイクロスコープ歯科診療とは

フリクションの調整

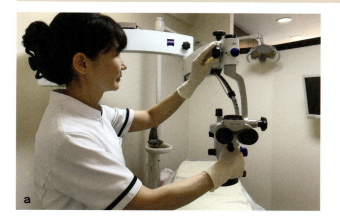
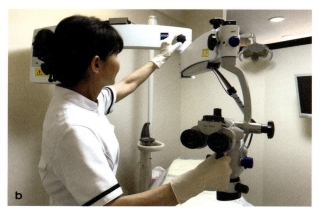
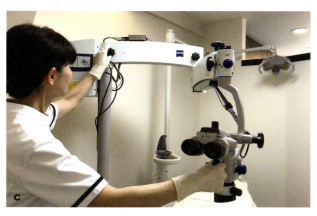

図7 a〜c　フリクションの調整。

フリクションを調整する

　前項でも述べましたが、マイクロスコープの使いごこちを良くするのも悪くするのもフリクションの調整次第です。術者によって"好み"がありますので、必ず"自分好み"に調整しましょう（**図7**）。

> **POINT**
>
> ①なるべく"緩め"にする。鏡体がスムーズに動かせる範囲で、手を離してもフラフラ動かないくらいになるように緩めに調整します。
>
> ②鏡体に近い関節がもっとも動きやすく、スタンドに近づくにつれてわずかに固くなるように調整します。
>
> ③診療終了後にはアームは折り畳んでフリクションを固く締めます。こうしておけば、地震で鏡体が揺れて倒れるのを防ぐことができます。もちろん出勤時にフリクションを調整し直しましょう。

安全にマイクロスコープを使うために

これまで説明してきた、①視度、②瞳孔間距離、③フリクションの調整でマイクロスコープを使う準備ができました。すぐにでも患者さんの治療をしてみたいところですが、その前にマイクロスコープを安全に使うための注意点がいくつかあるので確認しましょう。

●感染対策

昨今、歯科治療においても感染対策が重要になっています。マイクロスコープは直接口腔内には入りませんが、治療中にグローブで触れることも多いので、交叉感染を防ぐためにビニール袋によるドレーピングが必要です。ここでは市販のビニール袋を用いたドレーピングを紹介します。

マイクロスコープの大きさにより変わりますが、おおよそ50cm×70cmくらいの市販のポリ袋を用意します。

あらかじめ一角をハサミで切り、対物レンズを出すようにマイクロスコープの下からかぶせます。上端は袋の端を結ぶか、輪ゴムで留めます。接眼レンズに相当する部分は指で裂いてレンズを出します。必要に応じてライトスリーブ（カボデンタルシステムズジャパン）などでハンドルを覆います（図8）。

また、対物レンズは唾液や血液などで汚れやすいので、対物レンズカバーを装着しておきます。ここは患者さんの眼にも触れやすいので、十分な注意が必要です。

●患者の眼を守る

マイクロスコープは患者さんの顔の真上で操作することになります。不慣れな状態で操作してインスツルメントなどを落下させないように十分に注意しましょう。万が一の場合に備えて、患者さんの眼を守るためのドレープやゴーグルを使いましょう。

●光量を必要最小限に調整する

歯の表面を観察するには光量は少なくてもよいのですが、歯肉溝内など狭くて深いところは、光量を大きくする必要があります。観察する部位によって光量を調整しましょう。一度光量を大きくすると、観察する部位が変わっても少なくすることを忘れがちです。人の眼は明るさに対して鈍化しやすいので、どんどん光量が大きくなり、知らず知らずのうちに眼を痛めることにもつながりかねません。つねに必要最小限の光量で使うように気を付けましょう（図9）。

●"マイクロスコープ酔い"を予防する

マイクロスコープに不慣れなときに陥りやすいものとして"マイクロスコープ酔い"があります。接眼レンズを覗いたままでマイクロスコープを移動させると、視界全体が加減速を繰り返すことになり、乗りもの酔いのような状態になることがあります。こうなってしまうと、しばらくの間診療することができなくなります。また、マイクロスコープは怖いというトラウマになってしまうかもしれないので予防が大切です。予防法は2つです（図10）。

予防法①：マイクロスコープを覗きながら、横に動かす必要があるときは、倍率を下げてから動かす。倍率が高いと、接眼レンズ内の移動スピードも拡大されて大きくなってしまうからです。

予防法②：マイクロスコープを横に移動させるときは、モニターを見ながら動かし、大まかに位置を合わせてから接眼レンズを覗いて微調整する。こうすれば、視界全体は動かないので酔いません。しかしモニターは立体視できないので、治療はマイクロスコープで行います。

CHAPTER 1　マイクロスコープ歯科診療とは

ドレープの一例

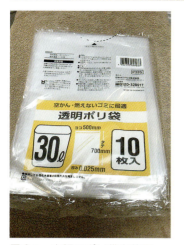

図8a　市販のポリ袋を使用。

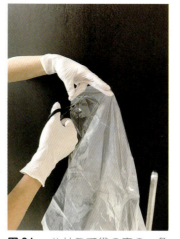

図8b　ハサミで袋の底の一角を切っておく。

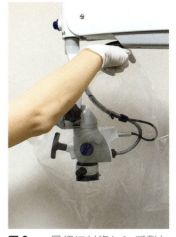

図8c　最初に対物レンズ側から覆っていく。

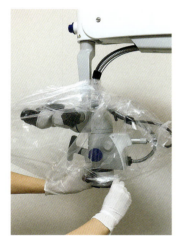

図8d　8bでつくった切れ込みに対物レンズを通す。

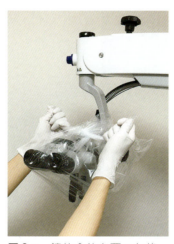

図8e　鏡体全体を覆った後、上方で袋の口を結ぶ。

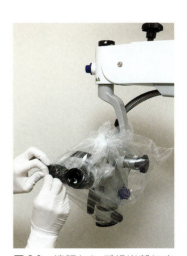

図8f　接眼レンズ相当部に穴を開け露出させる。

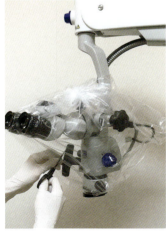

図8g　ダイアルカバー相当部にも切れ込みを入れる。

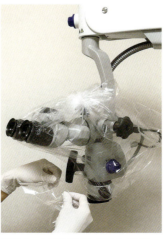

図8h　青色のダイアルカバーを装着する。カバーは1回の診療ごとに交換する。

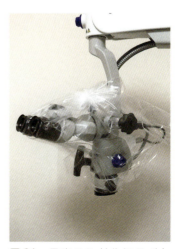

図8i　T字ハンドルにライトスリーブを装着し、ドレープ完成となる。

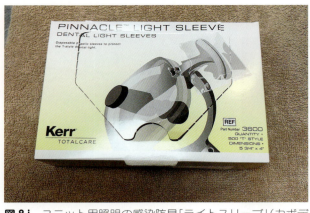

図8j ユニット用照明の感染防具「ライトスリーブ」（カボデンタルシステムズジャパン）。

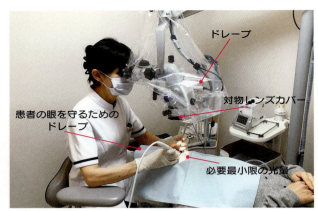

図9 ドレープ完了後の術者・患者・マイクロスコープの位置関係。

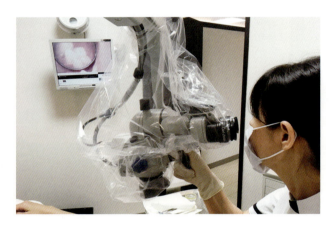

図10 モニターを見ながらマイクロスコープを動かしているところ。モニターの中しか動かないので酔わない。

まとめ

　マイクロスコープを使うための基礎知識を解説しました。何事も基礎がしっかりすれば、大きな発展につながります。患者さんにとっても、術者にとっても、安全にマイクロスコープを使い、拡大された世界での診療を楽しんでください。

CHAPTER 2

歯科衛生士が行うマイクロスコープ歯科診療の介補

1. 術者（歯科医師）と患者のアクションを見逃さないこと

安田美奈

はじめに

当院は歯学部付属病院であり、筆者の所属している保存科には全部で6台のマイクロスコープが設置されています（図1、2）。それぞれのマイクロスコープにモニターを設置しており、介補者もモニターを通して術者の治療内容を見ることができます。

当院のマイクロスコープの介補は立位で行っており、治療で必要な器具・器材をサイドテーブルに置き、診療がスムーズにいくように行っています（図3）。そこで、歯科衛生士が介補を行う際に注意していることを紹介します。

視野を妨げないようにする

介補をする際にもっとも重要なことは、術者の視野を妨げないことです。バキューム操作やスリーウェイシリンジでエアーを使用する際に、術者の視野を妨げないように、モニターを確認しながら診療補助を行います（図4）。口腔内を見ながらバキューム操作をしていると、気づかぬうちに視野を妨げてしまうことがあります（図5、6）。一度口腔内にバキュームを置いたら、モニターを見て視野を

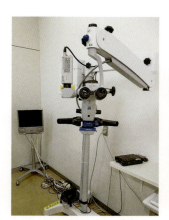

図1 OPMI pico MORA（発売元：白水貿易、GC）。

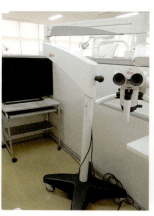

図2 Leica M320（発売元：モリタ）。

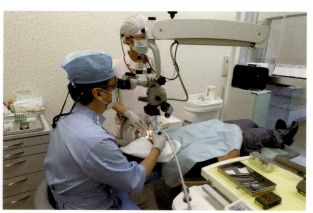

図3 モニターを見ながら、立位で介補をしている。サイドテーブルに必要な器具を準備している。

術者の視野を妨げない

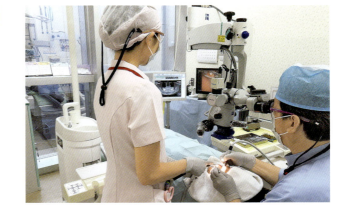

図4 つねにモニターを確認し、術者の視野を邪魔していないか確認する。

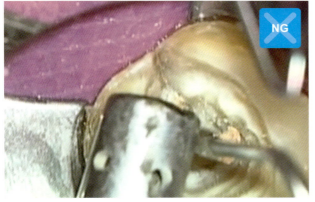

図5 バキュームが治療部位に近づきすぎてしまい、操作部位と重なって見えない。

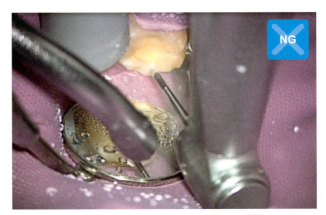

図6 バキュームは邪魔をしていないが、スリーウェイシリンジがミラーと重なり治療部位が見えない。

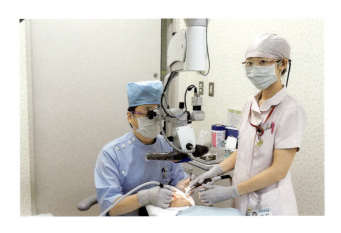

図7 モニターを見てバキュームやスリーウェイシリンジを置き、術者の手や器具に触れないよう注意して介補を行っている。

妨げていないか確認する、という動作が必要です。

また、術者の把持している器具に触れないよう注意します。治療中にバキュームなどが術者の把持している器具に当たると診療の邪魔をするだけでなく、狭い視野で行っている繊細な治療で、患者さんの口腔内を傷つけたりしたら大変です。

そして、器具の受け渡しの際にマイクロスコープにぶつからないよう注意することも重要です。マイクロスコープを覗いている時にマイクロスコープにぶつかり、視野を動かしてしまうと、術者の目に大変なダメージを与えてしまうからです。そうならないようにするために、自分の操作範囲をしっかり把握し、細心の注意を払って介補を行わなければなりません（図7）。

エアーの当て方

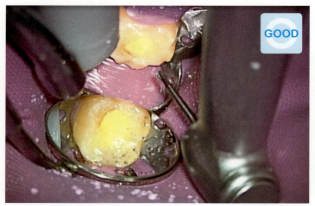

図8 ミラーに重なることなくエアーを当てて水滴を飛ばしている。

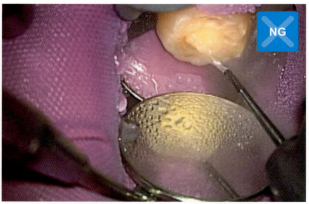

図9 スリーウェイシリンジが遠すぎてエアーが当たっていない。水滴が取れず、治療部位が見えない。

エアーの当て方

　ミラーに付着した水滴を飛ばすためにエアーを当てる際、エアーを強く当て過ぎると、かえって周りに水分を飛ばしてしまうため、注意が必要です。弱いエアーでもしっかり当たれば水滴を飛ばすことができます（**図8**）。

　また、スリーウェイシリンジを置く位置、エアーを当てる向きも重要です。間違った角度で当てるとミラーの曇りもとれず、水滴も飛ばすことができません（**図9**）。ミラーの上をエアーが滑るように、上から口腔内のほうへエアーを当てるようにすると、比較的飛び散りを軽減することができるように感じます。何度も介補をこなし、さまざまな方法を試すことで、テクニックの向上をめざす必要があります。

術者のアクションを見逃さない

　器具の受け渡しや、器具の拭き取りなど、術者が手を出した時にはすぐに対応できる準備をしておきます（**図10**）。一度マイクロスコープから目を離すと、もう一度覗いて焦点を合わせるというタイムロスや術者への負担が生じてしまいます。そのため、つねに先読みをして、何が必要かを考えながら介補を行い、術者が目を離さずに器具の受け渡しができるようにしてチェアタイムの短縮につなげます（**図11**）。

術者のアクションを見逃さない

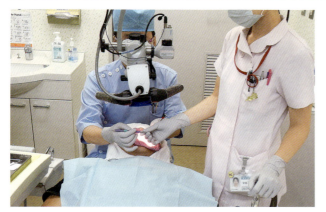

図10 術者が器具を渡したらすぐに受け取れるよう、つねに気を配る。

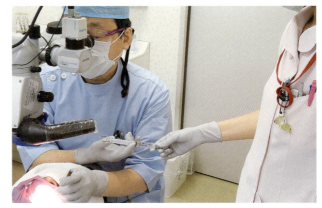

図11 術者がマイクロスコープから目を離さなくて済むよう迅速に器具の受け渡しを行う。

患者のアクションを見逃さない

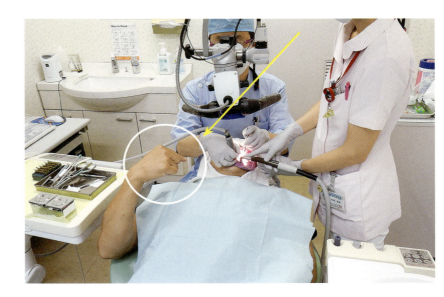

図12 術者はマイクロスコープを覗いているため、患者が何かアクションを起こした時は介補者が気付かなければならない。

患者のアクションを見逃さない

　術者はマイクロスコープを覗いており、周りがよく見えない状況なので、患者さんが手を挙げて痛みを訴えたり、水が口の中に溜まっていることを伝えようと喉を指さしたり、何かアクションを起こした時にはアシスタントが気付き、術者へ伝えなければなりません（図12）。

　患者さんも、ラバーダム防湿をしていたり、顔に水や薬液がかからないようにタオルを載せていることが多いので、表情は見えず手に力が入っていたり、手を挙げようと動く素振りを見せたらすぐに気付く必要があります。

介補の技術を上げるために

　以上のことを踏まえながら介補を行い、後は実際に治療の介補を行っている時に、歯科医師から指摘やアドバイスをもらうことも大変重要です。たとえ部位が同じでも、患者さんの口腔内がまったく同じということはなく、一度スムーズにバキューム操作をできた部位も、違う患者さんを治療した時にはうまく操作できなくなることもあります。慣れないうちは歯科医師に誘導してもらい、経験を積むことで問題なく介補できるようになります。

　歯科医師はマイクロスコープを覗いて、周りが見えない環境で繊細な治療を行っているため、介補者への信頼も診療を行ううえで大変重要な要素です。必要なものを欲しい時にすぐ渡すことができる、吸引が必要な時に迅速に対応できるようになることで、術者も安心して治療に専念することができるのではないでしょうか。

まとめ

　マイクロスコープの介補をする際には、診療がスムーズに行われるよう先読みして介補するだけでなく、術者の視野を確保したり、術者や患者さんがアクションを起こした時にすぐ対応できるよう、周囲に目を配らなければなりません。

　また、マイクロスコープ診療用の器具も増えているので、取り扱いに注意して作業する必要があります。とくに繊細な根管の中を操作する器具は劣化すると治療中に破折し、アクシデントにつながることもあります。

　モニターを見ながら介補を行うことや、術者の手や把持している器具に当たらないように注意して介補を行うことは、上達するまで術者にアドバイスや指摘をもらいながら行うことも必要です。診療がスムーズに行われることは、術者の疲労や患者さんのストレスの軽減にもつながるため、つねに気を配り介補を円滑にできるよう努めたいものです。

2. いかにスムーズに進行するかを考える

上田こころ

はじめに

「段取り八分、仕事二分」という言葉を誰もが1度は耳にしたことがあると思います。大袈裟かもしれませんがアシスタントワークは、まさに「段取りが命」と言えるのではないでしょうか。マイクロスコープを使用して治療する歯科医師は、スムーズに進行することをつねに願っています。なぜならば、つまずいてばかりではそのたびに焦点を合わせなおさなければならず、いっこうに治療が進行しないからです。スムーズに治療を進行させるか否かは、アシスタントが大きな鍵を握っているのです。

事前準備

●受付サイドでの準備

予約を受ける時からすでに準備は始まっています。マイクロスコープを使用して行う治療は、治療時間が長くなるケースが多いため、治療にかかる時間を前もってきちんと伝えておきましょう。もしも初めてマイクロスコープを使用して治療する患者さんであればなおさらです。治療だけではなく、その後の録画した動画の説明も計算に入れておきます。

来院し、ユニットに案内するまでの時間に、受付サイドでお手洗いを済ましておくことを伝えてもらいます。

●事前の説明

拡大下で治療を行うということを事前に患者さんに説明しておく必要があります。肉眼での治療では3cm動いたところで何の支障もありませんが、拡大下の治療ではそうはいかず、3cmずれると視野から完全に外れてしまうという理由も含め、頭はできるだけ動かさず、開口度は一定に保つように伝えておくことが重要です（図1～5）。治療中、自力で同じ開口度をつねに維持することは難しいため、バイトブロックを用意し説明しておくとよいでしょう（図6～8）。

●環境を整える

患者さんが動く原因を考え、先に対処しておきます。女性であれば足元が寒くないようにするか、長時間の治療により腰や後頭部が痛くならないようにクッション等を用意しておくなどです。痛くなってからでは遅いため、痛くならないように予防することが大切です（図9、10）。「顕微鏡治療＝辛い治療」と感じさせては、たとえ治療がうまくいっても満足度が上がらないこともあるからです。

術部周辺の清掃を済ませておくとも事前準備の1つです。ラバーダムを装着しても、そこがプラークだらけでは意味がありません。治療するにあたって邪魔にもなり、当然ながら接着阻害因子などの理由もあり、あって良いことはありません（図11）。

明日から使える！ 歯科衛生士のマイクロスコープ活用法

拡大視野下では少し動いただけで視界から外れたりピントがずれてしまう

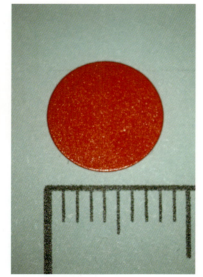
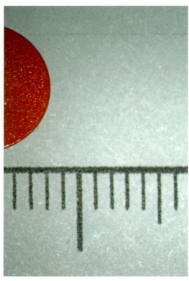
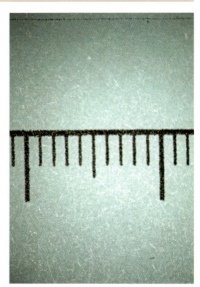

図1　倍率は9.8倍。対象物全体が画面の中心に写っている。

図2　1cm弱ずれてしまうだけで、ほとんど画面から対象物は出てしまう。

図3　3cmずれると、もうそこには対象物が写っていない。

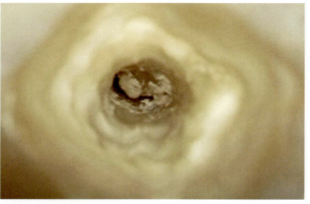
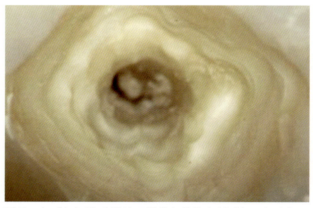

図4　根管治療では図1以上に強拡にして治療することも多いため、拡大率を上げれば上げるほどシビアになる。強拡大にした状態で根尖に焦点が合っている状態。

図5　わずかに動くだけで根尖から焦点がずれてしまう。左右の動きだけではなく上下も同様である。具体的には顎を引いたり上げたりの動きである。

バイトブロックを有効活用する

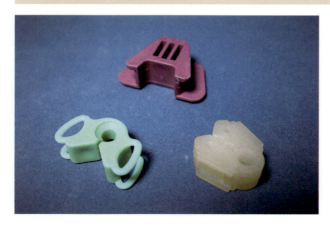

図6　バイトブロックはいくつか種類を揃えておくと重宝する。使用したバイトブロックをサブカルテなどに記入しておくと次回からの治療がスムーズである。

バイトブロック使用時の悪い例と良い例

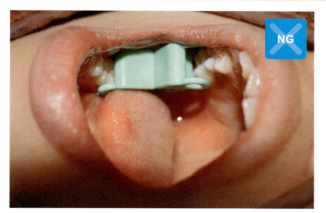

図7 バイトブロックと歯列の間に空間があると安定せず、治療中に動かしてしまう。

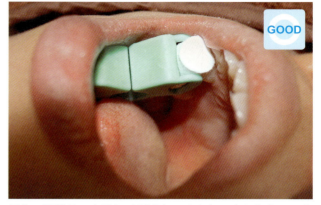

図8 既製品であるため試適し、合わないようならロールワッテなどで調整すると良い。

環境を整える

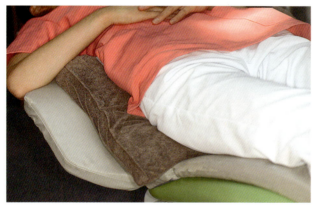

図9 患者の体型もまちまちであるため、できるだけ苦痛なく治療を受けていただくためには工夫が必要である。

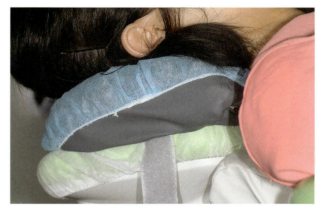

図10 ヘッドレストのポジショニングは非常に重要である。このような厚すぎる枕を使用してしまうと適切なポジションを得ることができないため、お勧めできない。

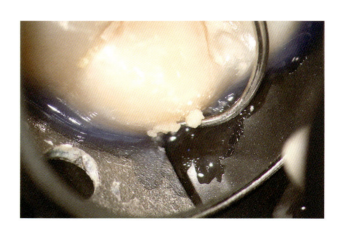

図11 ラバーダム防湿をする意味を考える。治療の成功率を上げるには、こういった事前準備も軽視することはできない。

ルールを作る

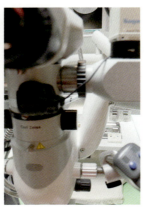

図12 術者のポジションからマイクロスコープを挟んで向こう側はとても見えづらい。材料の使用する順序を間違えると取り返しのつかないこともある。

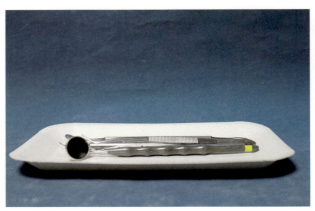

図13 一見、トレーの上には基本セットしか置いていないように見える。

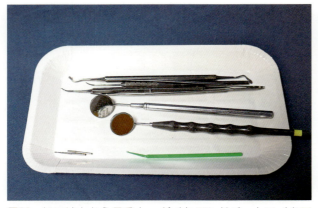

図14 じつは上から見ると、ダイヤモンドバーとマイクロブラシが置いてある。

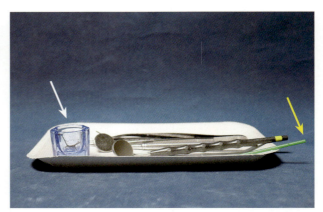

図15 ダッペンディッシュにバーを入れたり（白矢印）、マイクロブラシの柄をトレーの端にのせたり（黄矢印）、ちょっとした工夫で見えなかったものが見えるようになる。

治療中

●ルールを作る

アシスタントと術者の間で「ルール」を作っておきます。たとえば、ディッシュの上にプライマーとボンディングを出すとします。必ず右にはプライマー、左にはボンディングというように決めておきます。もちろん手渡せばよいのかもしれませんが、アシスタントが席を離れなくてはいけない状況があった場合など、術者は接眼レンズから大きく姿勢を崩し、中を覗き込まなくてはなりません（図12）。トレーの上に小さなものを置く場合も、ちょっとした気遣いで術者側から見やすくなります（図13～15）。これはほんの一例にしかすぎませんが、こういった「ルール」を決めておくとアシスタントも術者もストレスなく治療がスムーズに進行します。

●アシスタントが初めに行うこと

マイクロスコープを使用して治療するにあたって最初にすることは、どの治療でも変わりません。それはまず、患歯に焦点を合わすことから始まります。根管治療などラバーダムを装着して行う治療は、ミラーがくもることや頬粘膜や口唇が邪魔をすることもありませんが、形成などはそうはいきません。焦点を合わせるためにまず

患歯に焦点が合うようにすることが大切

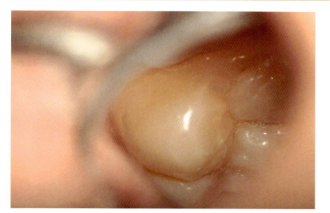

図16 口角で患歯の半分近くが隠れてしまっている。

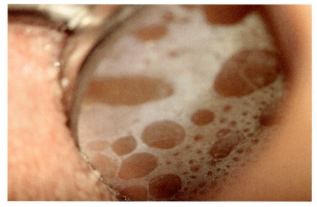

図17 術者が右手を使いエアーをかけると、マイクロスコープを操作することができないため、焦点を合わせることができない。

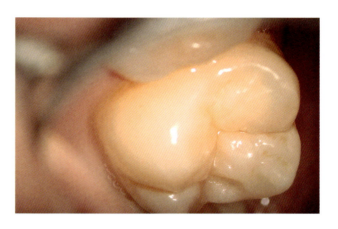

図18 患歯がしっかりと見えた状態から、焦点を合わせ始めることができる。

アシストします。

術者は通常、左手にミラーを右手にマイクロスコープのハンドル部分を持ち、焦点を合わせようとします。そうすると、とくに右側の場合は、口角が見たい部分に被ってしまい焦点を合わせにくくなります（図16）。また、ミラーがくもってしまい患歯がまったく見えません（図17）。そこでアシスタントが頬粘膜を圧排し、患歯がしっかりと見えるようにします。くもりはミラーを温めておくのも1つの手ですが、やはり冬などはくもりやすいため、口角を圧排しつつエアーでくもりを排除します（図18）。

●モニターの確認

アシスタントしている最中は必ず、モニターを確認します。術者が今何をしようとしているのか、次に何をしようとしているのかを予測するには、術者と同じものを見る必要があるからです。肉眼による直視では、見えているようで見えてないのです。アシスタントは術者と同じものを見てつねに先回りすることで治療をスムーズに進行させることができます（図19、20）。

●「木を見て森を見ず」

モニターを確認すると上述しましたが、ついついモニターばかりを見てしまうと、患者さんのちょっとした変化やしぐさなどを見逃してしまいます。ラバーダムを装着してタオル等で顔を覆われた患者さんは、何かあってもなかなか言い出せない方もいらっしゃいます。指をギュッとしていれば、

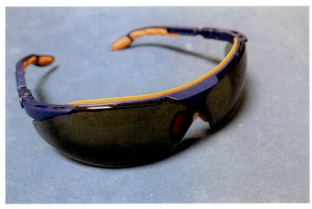

図19 直視する場面もあるため、アシスタント自身の目の保護を行う。毎日の積み重ねで目を悪くしてしまう。

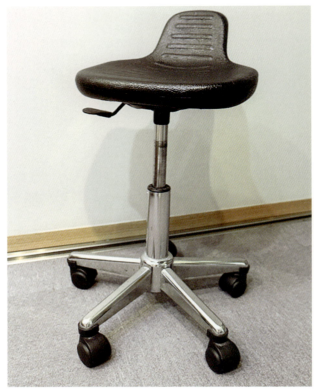

図20 治療時間が比較的長くなるので、アシスタントも正しい姿勢を保ち、疲労を軽減させることで診療に集中することができる。

もしかしたら痛いのかもしれません。足と足が重なり、さするようにしていれば、もしかしたら寒いと感じているのかもしれません。

● タイミングを見計らう

たとえ、患者さんの訴えを察知したとしてもそれをすぐに口にしないようにしましょう。なぜならこちらが質問をすると、必ず患者さんはそれに対して返答をしようとするからです。今、術者が何をしているのか、患者さんが少しくらい動いても問題ない状況であるのかを確認したうえで質問をするようにします。

質問の仕方もできるだけ、YESかNOで答えられるように言葉を選択すると、患者さんも容易に答えることができます。声をかける時だけではなく、喉頭に溜まった唾液を吸引するときなど、今動いて問題ない状況なのかを必ず確認し行うことで、スムーズな治療が継続します。

まとめ

アシスタントワークの基本は変わることはありませんが、マイクロスコープを使用した治療の場合、より先を予測するスピードと予測しなければいけない事項は増えます。術者と患者さんへのちょっとした気遣いの連続で治療がスムーズに進行するのではないでしょうか。

CHAPTER 2　歯科衛生士が行うマイクロスコープ歯科診療の介補

3．気配りは信頼関係を築く鍵

和田莉那

はじめに

　マイクロスコープが設置導入されて、歯科衛生士や歯科助手にはじめに求められるのは、術者の介補であることが多いようです。術者が効率よく治療に専念できる介補とは何でしょうか。

　患者さんは、通常診療でも、診療台に座っただけで緊張する方もいらっしゃいます。心身の疲労が少しでも緩和するよう、介助者は考えて行動しなければなりません。

　ここでは当院における、マイクロスコープを使用した外科処置時の介補についてまとめていきます。

事前準備、術式の確認は綿密に

　マイクロスコープを使用した外科処置を行う際は、専用器具も多く、マイクロスコープ用の器具は繊細なものが多いため、傷が付いていないか、滅菌され清潔な状態が保たれているかどうかを事前に確認する必要があります。器具機材は遅くても前日までに確認し、当日の外科処置に備えます（**図1**）。

マイクロスコープ時に必要な器具

①マイクロスコープ用ミラー大小、
　マイクロスコープ用マイクロミラー各種
②マイクロスコープ用ドレープ
　（ZEISS Drapes REF306084-0000-000）
③調整つまみのラバーキャップ

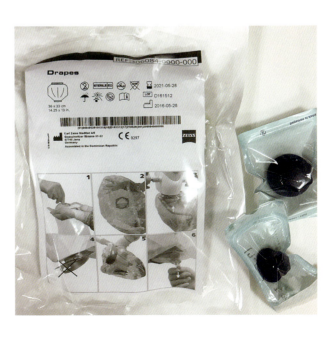

図1　マイクロスコープ時に必要な器具。事前に器具機材を揃え、施術者が集中して治療ができる環境を整え、治療時間の短縮をはかる。

明日から使える！ 歯科衛生士のマイクロスコープ活用法

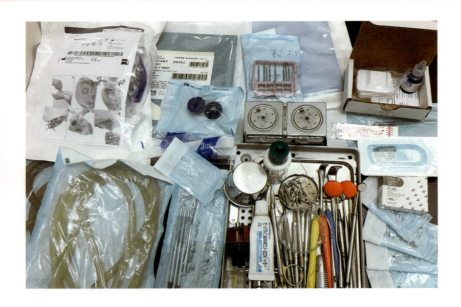

図2 期限切れがないか、パックの破れがないか事前に確認し、当日無駄な時間を費やさないよう工夫をする。

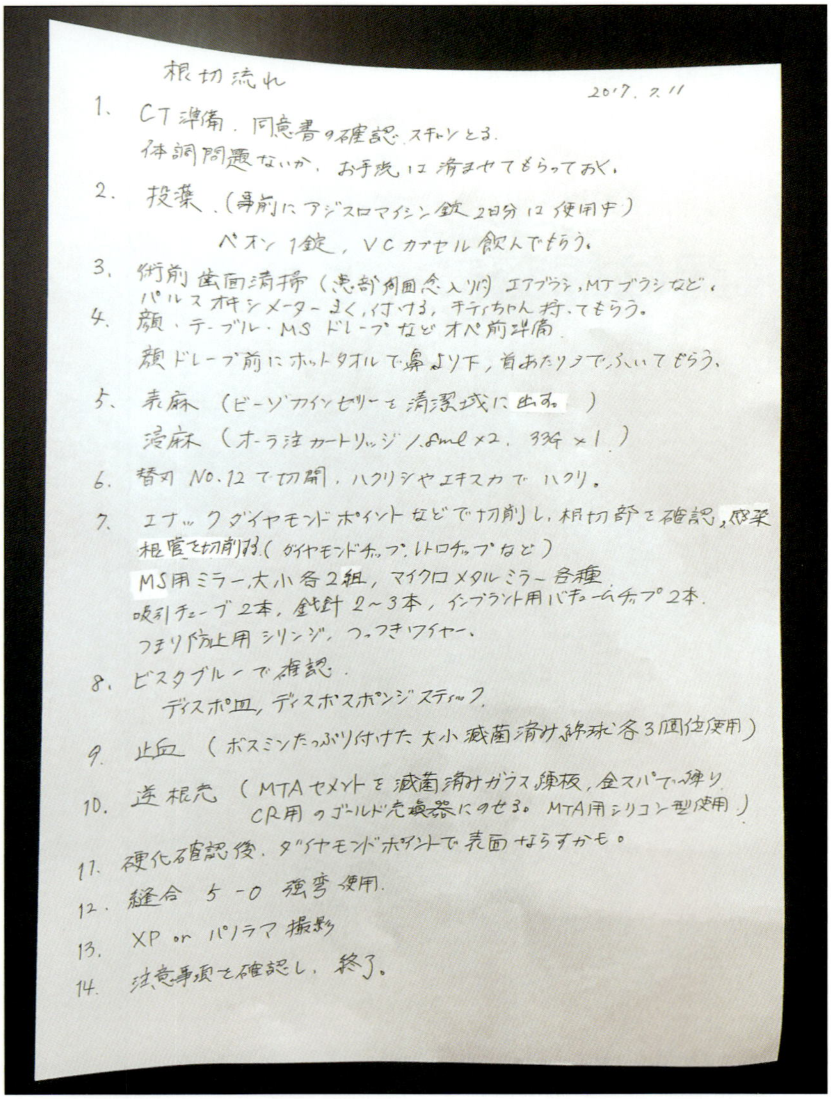

図3 術式に沿わせ、内回りアシスタントは使用する器具を取りやすい位置に置くなど配慮し、マイクロスコープから目を離す時間を減らす。外回りアシスタントは滅菌パックを使用する順番に並べ時短を心がける。

CHAPTER 2　歯科衛生士が行うマイクロスコープ歯科診療の介補

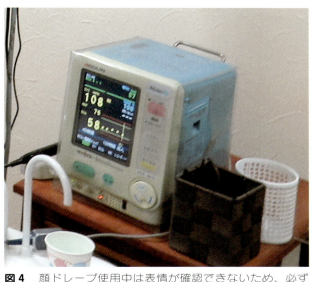

図4　顔ドレープ使用中は表情が確認できないため、必ずパルスオキシメーターを使用する。血圧の変動が激しい時はあえて数値を読み上げず、「血圧が上がりました、下がりました」など患者の緊張感を煽らないようにする。

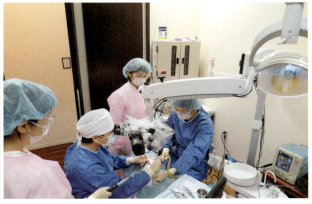

図5　つねにパルスオキシメーターが確認できる位置でアシスタントワークを行う癖をつける。

それと同時に、術式を書き出し、足りない器具・機材がないかも確認します。事前に術式を確認することにより、指示されていない器具・機材の有無も確認でき不備が出にくいです（**図2、3**）。

実際の流れ

　マイクロスコープを用いた外科処置は高精度治療が追求されます。そのため、手術時間は通常よりも長くかかる傾向にあります。パルスオキシメーターで患者さんの緊張感や血圧の変動を確認し、伝えます（**図4、5**）。

　施術器具はもちろん、マイクロスコープ自体も清潔域にする必要があります。滅菌済みマイクロスコープ用ドレープをかけ、滅菌済みの調節つまみのラバーキャップ清潔域をつくり、施術者が自ら調整できる部分を増やします（**図6**）。マイクロスコープを使用しない外科処置より準備時間が少々かかることを把握しておきましょう。

　施術が始まると術者は患部しか見ることができません。鉤持ちの際は脇を締め、決められたポジションから身体の負担が少ない位置でのアシスタントワークを心がけ、むやみに動くことがないようにしましょう。マイクロスコープのアームや術者の位置によっては確認用モニターを直視できないこともあります。その際は事前に術者に「この位置だとモニターで確認ができません」と伝えましょう（**図7、8**）。無理な体勢でのアシスタントは肝心なところで動いてしまい、術者の施術を妨げ患者さんの疲労感を増やしてしまうかもしれません。

　外科処置は観血処置ですので、出血や唾液などで視界が妨げられます。通常診療ではミラーにエアーをかけて飛ばせば良いのです

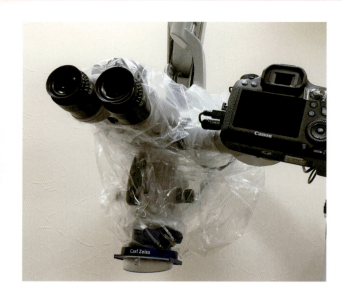

図6 マイクロスコープ用ドレープ(ZEISS Drapes REF306084-0000-000)を使用。装着時にビニールが破れてしまわぬように注意してかける。

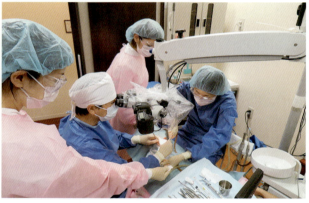

図7 アシスト時の厳しい体勢の写真。無理な姿勢で長時間のサポートは強い疲労感につながりミスにつながることもある。

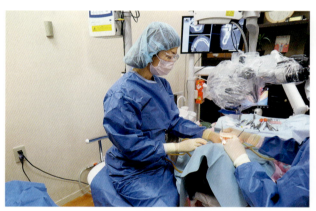

図8 アシスト時の適切な体勢の写真。負担の少ない姿勢を保ち、集中して診療をサポートする。

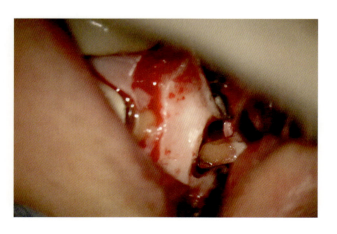

図9 ミラーがくもらぬよう吸引管を寄せている図。術者の手に触れぬよう、マイクロメタルミラーのくもり取りのため吸引管を寄せる。エアーかけは禁止。

CHAPTER 2　歯科衛生士が行うマイクロスコープ歯科診療の介補

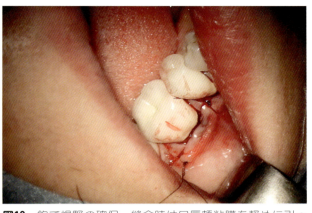

図10　鉤で視野の確保、縫合時は口唇頬粘膜を軽めに引っ張り術者が縫合しやすい環境をつくる。モニターで鉤がずれていないか、斜めになっていないか、患者に痛みを与えぬよう随時確認する。

●外科処置介助ポイント

①正しい姿勢も保つ

②モニターをよく見て、術者の視野妨げにならない

③長時間診療の際はとくに患者さんの疲労感を確認する（パルス確認）

④介助方法に迷いが生じたら、その日のうちに質問、アドバイスをもらい今後に備える

図11　外科処置介助のポイント。

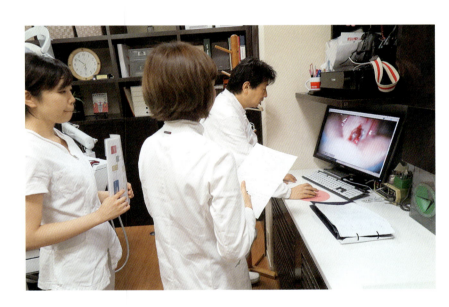

図12　帰りのミーティング時に録画VTRを確認しながら良かった点、悪かった点を抽出。問題点があった際は反省し対応策を強化し、次の処置に生かす。

が、外科処置の際はミラーは生食で濡らしたガーゼ、乾いたガーゼで拭き取り、視野の確保に努めます。気腫をつくらぬようエアーかけは禁止です。内回りが2人で介助ができる場合は難なくこなせますが、1人の際はミラーを2本用意しておき、見えにくいミラーと交換し、術者の手を止めないよう心がけます。ミラーがくもらないよう吸引管を近くに寄せて視野を確保することも重要です（**図9**）。内回りアシスタントは主にモニターを見ながらの補助を心がけ、口腔内直視で術者の診療の妨げにならないよう気配ります。パルスが安定していても患者さんへの声かけは忘れずに行います。患者さんの疲労感が増した縫合時は円滑に処置が済むよう鉤がずれぬよう最後まで集中して補助をしましょう（**図10、11**）。

術後は反省会を

外科処置はもちろんですが、どんな治療でも適切なサポートができたか、不備はなかったかを振り返ることは大事です。録画VTRを皆で確認し、皆で改善点を探し、今後の治療に生かすことが患者さんの治療満足度にもつながるのではないでしょうか（**図12**）。

まとめ

「木を見て森を見ず」、「歯を見て口腔内全体を見ず」といった処置歯ばかり見ることにとらわれてしまうと、患者さんの苦痛を見逃してしまうことがあります。マイクロスコープを使用した外科処置は長時間に及ぶ場合も多々あり、少しでも時間短縮ができるように、アシスタントが周りを見て気配りをする能力が求められます。

術者や介補者の連携は円滑に、患者さんに不安や孤独感を与えぬように、信頼関係を築く足がかりとしてもマイクロスコープは有効です。

CHAPTER 3

歯科衛生士が行うマイクロスコープ歯科予防法、ブラッシング指導、TBI

1．劇的に結果が変わる！　マイクロTBI

林　智恵子

はじめに

　歯科衛生士の行うべき予防とは「歯を守ること」「歯を残すこと」です。そのためには「むし歯にしないこと」「歯周病にしないこと」であることは言うまでもありません。むし歯や歯周病の主な原因はプラーク（細菌）で、プラークを取り除くことをプラークコントロールと言います。

　プラークコントロールには、患者さん自身で行う「ホームケア」と歯科衛生士が行う「プロフェッショナルケア」の2つの方法があります。

　プロフェッショナルケアについては別の項で説明がありますので、この項ではホームケアについて書かせていただきます。

　ホームケアで重要なのは患者さんが「自己流で磨いている」のではなく、きちんとポイントを押さえ「的確に磨けている」ことです。この「きちんとポイントを押さえてもらうため」にマイクロスコープはとても役立ちます。

マイクロスコープで口腔内を撮影して患者さんに見せて心をつかむ

　私がマイクロスコープを使用する前は、患者さんの歯を染め出しをして、汚れているところをチェックし、磨けていないところの歯ブラシの使い方（当て方、動かし方）を患者さんに手鏡を持って見てもらいながらブラッシング指導をしていました（**図1～6**）。

　ただ、患者さんの様子を見ていると「正直、見えているのかなぁ？」「伝わっているのかなぁ？」と思うことがたびたびありました。

　結局、同じところが磨けていなかったりして、何度も何度も同じ指導をしていた記憶があります。しかし、マイクロスコープを使用したブラッシング指導を始めてからはそのようなことがなくなりました。

　マイクロスコープで口腔内を撮影すると、染め出しをしなくても歯面の汚れやコンタクトのプラークがはっきり見ることができます。磨けていないところを探針で擦るとプラークがムニャムニャ取れます。その画像を見た患者さんの多くは「うわー汚い！」と言います。画像を見るだけで汚れていることがわかるのですから、これで第一段階患者さんの心をつかむことができますね（**図7～9**）。

CHAPTER 3　歯科衛生士が行うマイクロスコープ歯科予防法、ブラッシング指導、TBI

従来のブラッシング指導

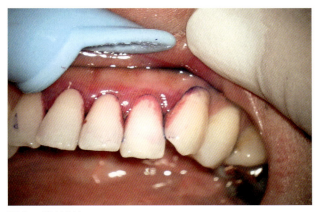

図1　染め出し。

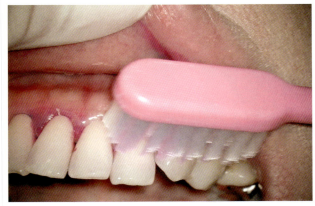

図2　ブラッシング。

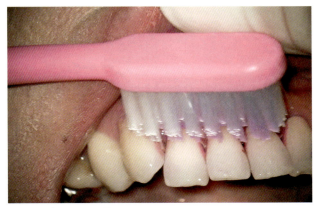

図3　ブラッシング。

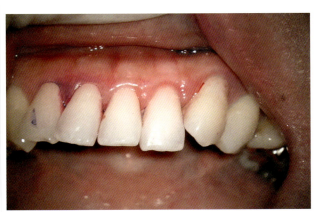

図4　きれいになったところ。

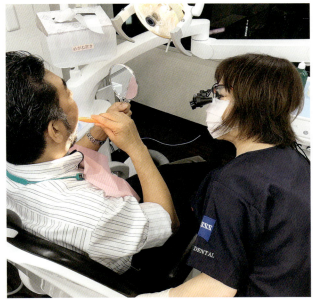

図5　手鏡を持って患者自身にブラッシングしてもらう。

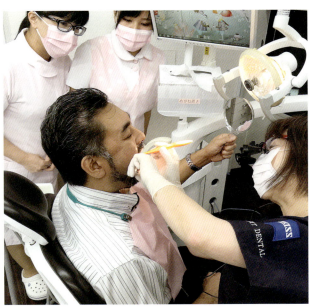

図6　患者に手鏡を持ってもらい、術者磨きを見てもらう。

明日から使える！　歯科衛生士のマイクロスコープ活用法

マイクロスコープを使用しはじめてからのブラッシング指導

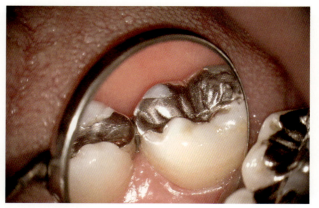

図7　一見きれいにみえる。

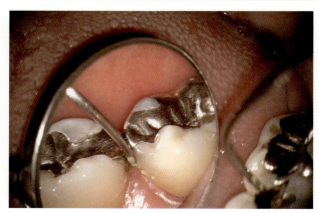

図8　探針でプラークを掻き出してみる。

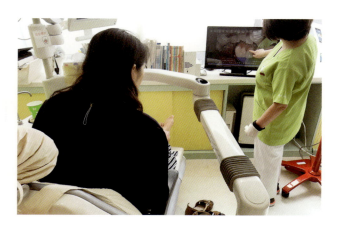

図9　患者に動画で確認してもらう。

マイクロスコープを用いた口腔内の清掃

　次に、マイクロスコープで撮影しながら、口腔内での清掃をしていきます。歯ブラシや歯間ブラシ、フロスなどを、部位や歯間空隙を見て適したサイズを選択し、実際に清掃をしていきます（**図10～13**）。

　その時、患者さんにわかりやすい映像が提供できるように意識して撮影していきます。

　まずは、患者さんに、鏡など持たず、術者の動かす歯ブラシや歯間ブラシ、フロスのスピードや圧力などを感じとってもらいます。感じとってもらい、イメージしてもらうことが大切です（**図14～16**）。

　ユニットを起こし、口をゆすいだ後に日頃との比較を聞いてみましょう。日頃、患者さん自身が行っている清掃法と、今術者が行った清掃法の違いがわかることで第2段階の心をつかみます。

CHAPTER 3　歯科衛生士が行うマイクロスコープ歯科予防法、ブラッシング指導、TBI

適したサイズやブラッシング圧を知ってもらうことが大切

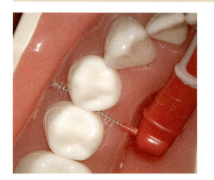
図10　細い歯間ブラシ。

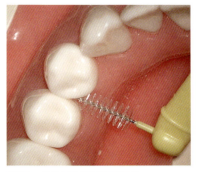
図11　やや太い歯間ブラシ。

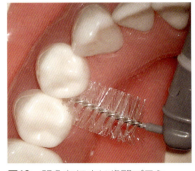
図12　明らかに太い歯間ブラシ。

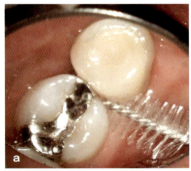
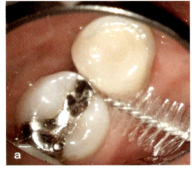
図13a、b　実際の口腔内で歯間ブラシを比較、選択する。

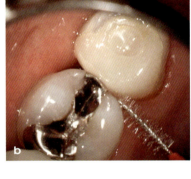

図14　ブラッシング圧が弱い。

図15　ブラッシング圧が強すぎる。

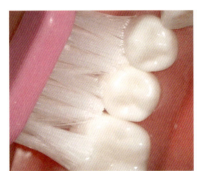
図16　適切なブラッシング圧で磨けている。

歯ブラシやフロスのポイントは言葉だけでは伝わりづらい

　余談になりますが、多くの患者さんが「もっと力強く行っている」とか「そんなに細く動かしていない」と言われます。また、そんな患者さんたちの多くから「歯間ブラシもフロスも一度通して終わりにしていた」と聞いてとても驚きました。たしかに、それではプラークは取れませんよね。
　やはり、自己流だったり、言葉だけのブラッシング指導では正しい清掃法は実践されていないのだと痛感しました。
　歯ブラシやフロスの当て方、力の強さ、スピードは言葉だけではなかなか通じないものですね。

2. 隣接面などプラーク付着が多い箇所を中心に指導する

安田美奈

はじめに

当院では治療を優先してマイクロスコープを使用しているため、歯科衛生士が予防処置で使用できる頻度は少ないですが、使用できる時はマイクロスコープを用いて診療しています（図1）。

マイクロスコープを使用する時としない時とでは術式にさほど違いはありませんが、大きな利点としては口腔内所見で患者さんに確認してほしい部位や、清掃用具の使用方法を確認してほしい時に、録画した映像を見てもらうことができることです。肉眼で手鏡を持ってもらいながら説明をして

も、臼歯部や舌・口蓋側は患者さんにとって非常に見づらい部位です。また、ブラッシング指導でも、どのように道具が当たっているか充分に見えない状態で指導を受けていることもあるかもしれません。

そのような時に、マイクロスコープを用いて見てほしい部位を拡大しモニターに写して説明できることは、歯科衛生士にとっても患者さんにとっても非常に良いことです。実際に見えることで、モチベーションの維持や治療への同意を得ることにつながるため、とても有効なものです。

そこで実際にマイクロスコープを使用し、患者指導を行った症例を紹介します。

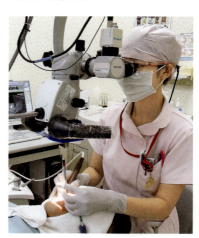

図1　診療中の様子。

隣接面う蝕

まず予防処置で行うことは問診、その次に口腔内診査です。この時に口腔内全体を確認し、問題がないかを診査します。歯肉の発赤・腫脹、ポケット測定、う蝕の有無、歯の動揺、クラックやチッピングの有無、不適合補綴装置な

どを診査し、それを患者さんへ伝えます（図2）。

その時に見つける小さなう蝕やクラックなどは、実際に口腔内で見てもわかりづらく、臼歯部や隣接面だと患者さんが見るのは困難かもしれません。そのような時は

マイクロスコープで拡大し、録画することで患者さんにもわかりやすく説明することができます（図3）。

う蝕など見つかった際は、進行を防ぐために補助用具の使用を勧め、実際に口腔内で当て方の指導

CHAPTER 3　歯科衛生士が行うマイクロスコープ歯科予防法、ブラッシング指導、TBI

拡大した画像を見せることで患者の理解が進む

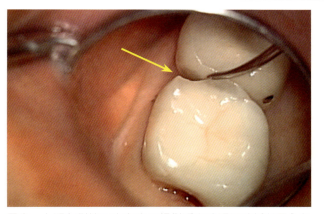

図2　上顎左側第二大臼歯の頬側近心咬頭に破折が見られる。

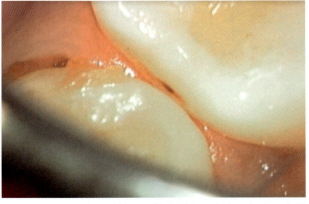

図3　口腔内診査で隣接面う蝕を発見。小さいため、肉眼では見づらい。

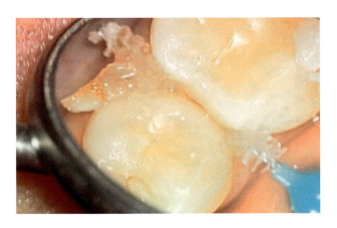

図4　補助用具の必要性を説明し、歯間ブラシの当て方を指導。食渣が取れているのがわかる。

を行います。手鏡で見てもらいながら説明することもできるが、マイクロスコープで拡大して見せることで、より必要性を伝えることができ、使用方法も目で見てわかりやすく説明できます（**図4**）。

遠心面のプラーク除去

　最後臼歯部遠心は歯ブラシが届きづらく、プラークが非常に残りやすい部位です。もちろん肉眼でもプラーク付着状態は確認することができますが、拡大したほうが付着状態を顕著に見ることができ、患者さんも納得します（**図5**）。歯垢染色するとさらにわかりやすいです（**図6**）。

　遠心面は歯ブラシでは届きにくいため、タフトブラシを用いて清掃を行います。タフトブラシで難しければ、歯間ブラシを遠心面にしっかり当てて使用することもできます（**図7、8**）。補助用具を用いてプラークを除去すると歯石沈着を認め、補助用具の必要性を患者さんへ訴えることができ、動機付けにつながります（**図9**）。

遠心面のプラーク除去

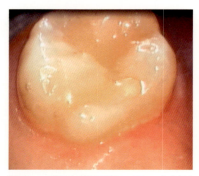

図5 7]遠心歯頸部にプラークが付着しているのがわかる。

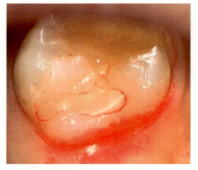

図6 歯垢染色すると、患者も見てわかりやすい。

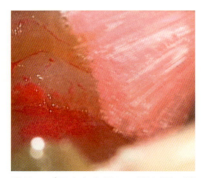

図7 プラウトを用いて遠心面の清掃。

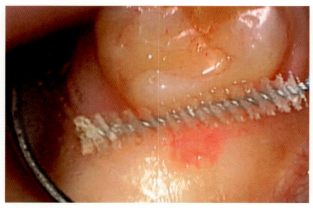

図8 歯間ブラシを用いて遠心面の清掃。

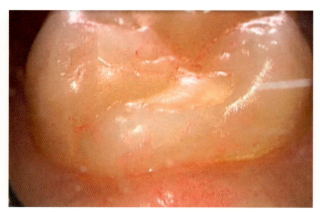

図9 プラークを除去すると歯石沈着を認める。

隣接面の清掃

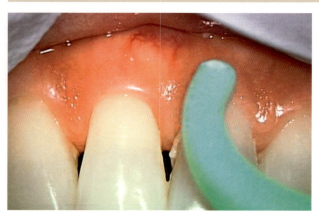

図10 隣接面にプラーク付着と歯石沈着を認める。フロスを通すとプラークを容易に除去できる。

隣接面の清掃

　隣接面のプラーク付着が見られる患者さんは多いです。歯ブラシのみで清掃を終わらせてしまったり、日常的に補助用具の使用が継続していないことが見受けられます。

　隣接面のプラーク付着は歯石沈着につながるだけでなく、隣接面う蝕、歯周病の進行にも影響するため、できるだけ除去しておきたい部位です。フロスを使用して隣接面の清掃を行うと、簡単にプラークを除去することができ、それを拡大して見せることで患者さんも理解しやすいといえます（**図10**）。

CHAPTER 3　歯科衛生士が行うマイクロスコープ歯科予防法、ブラッシング指導、TBI

補綴装置周囲の清掃

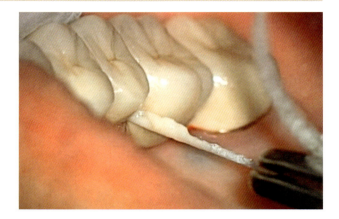

図11　ブリッジのポンティック下部にスーパーフロスを通すとプラークが除去され、歯ブラシのみでは清掃が不十分なことがわかる。

補綴装置周囲の清掃

　ホームケアで難しいのが補綴装置周囲の清掃です。マージンにプラークが残りやすく、連結やブリッジであれば歯間部の清掃も困難です。

　そのような部位には、歯間ブラシやスーパーフロスなどの補助用具の使用が望ましいです。しかし、実際に使用すると難しいなど、患者さんの日常的な使用定着はなかなか難しいことがあります。使用方法を口腔内で説明するだけでなく、実際に口腔内に使用し、プラーク除去できることを映像で確認してもらうことで、モチベーションの向上につながります（**図11**）。

まとめ

　予防処置を行うことで、患者さんの口腔内の問題点や治療が必要な部位を見つけることができます。それを説明する際に拡大して見せることで、患者さんのモチベーションの維持やホームケアへの意欲につながることを実感しています。そして、肉眼で伝えるだけでなく、マイクロスコープを用い拡大して説明することで、患者さんへも衝撃を与え、刷掃習慣の改善にもつながると感じています。

　う蝕など治療が必要な部位を見つけた時に、痛みがなければ治療を拒むこともありますが、拡大した画像を見せることで治療の必要性を理解してもらうこともできます。また、歯科衛生士が診査をするうえでも、拡大して見ることで見落としを防ぐことができます。患者さんへ録画した映像を見せるということは、ただ自分だけが見えるのではなく、説明するために見せる映像を撮れるようにならなければなりません。そのためにはマイクロスコープの訓練をして技術を積む必要があります。

　このように、マイクロスコープを使用して診療を行うことは、患者さんへの動機付けや理解を高めるだけでなく、診査や指導の精度を上げ、歯科衛生士・患者さん両者にとっても大変有効なものと考えられます。

3. これから先の自分のために今できること

和田莉那

はじめに

「何か起きてしまったら歯医者さんにお願いする」という受け身の時代は終わりました。今は、自分のお口の健康は自分でケアして、守りやすい環境をつくれる時代です。いくつになっても快適な食生活を送れるように、「原因の除去」を徹底する必要があります。

本稿では、正しいブラッシング方法を、マイクロスコープを通し普段どのように指導に役立てているかをまとめていきます。

初診時に作成したお口の診断書を有効活用する

患者さんご自身のお口の中に興味や関心をもってもらうことが、正しいブラッシングテクニックの習得に重要だと考えています。そのため当院では初診時にお口の診断書を作成、発行し、患者さんと情報を共有しています（図1、2）。

自分自身のお口の中がわかっていないと適切な位置に歯ブラシを当てることはもちろん、補助的清掃用具は使いこなせません。

HMD（Head Mount Display）

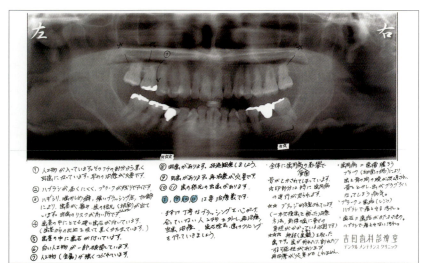

図1 知っておいていただきたい言葉を記入することにより事前学習にもなり、今後のTBIがスムーズに行えるよう工夫をする。

CHAPTER 3　歯科衛生士が行うマイクロスコープ歯科予防法、ブラッシング指導、TBI

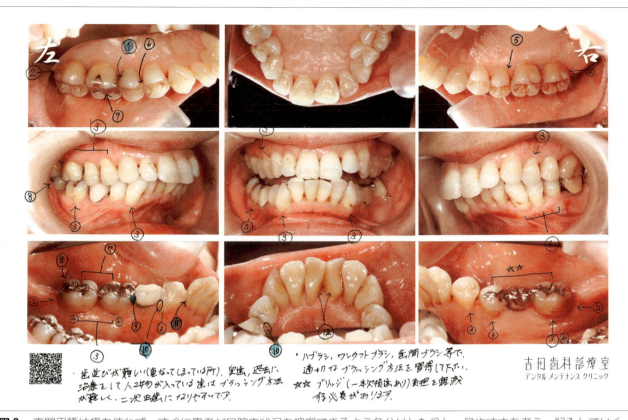

図2　専門用語は極力使わず、すぐに患者が口腔内状況を把握できるよう色分けしたりし、見やすさを考え、記入していく。

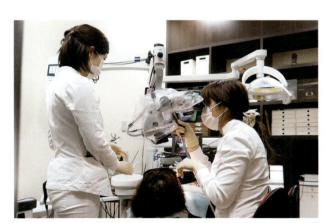

図3　HMDを装着し、リアルタイムで口腔内のプラーク残量を確認してもらう。100%ご自身でプラーク除去はできないことはつねにお伝えし、患者のプライドを傷付けたり、オーバーブラッシングにならぬように注意を払う。

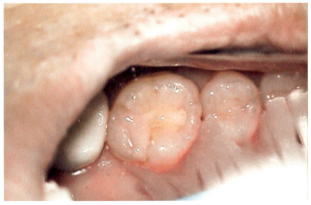

図4　染色されたプラークを実際に歯ブラシで除去する様子。歯間部に毛先を入れ込み、払い上げ磨きをする（ローリング法）。

を使用しプラーク染色、磨き残し部分の把握とブラシの当たる感覚を覚えてもらいます。

　プラークは歯とほぼ同じ色をしているため、患者さんはプラーク残量が把握しづらいです。HMDを装着し、プラーク染色液を使用し、プラーク残量を確認します（**図3**）。染色されたプラークを歯ブラシを当て落とす様をリアルタイムでご覧いただき、感覚を覚えてもらいます（**図4**）。

明日から使える！　歯科衛生士のマイクロスコープ活用法

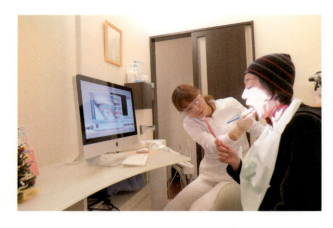

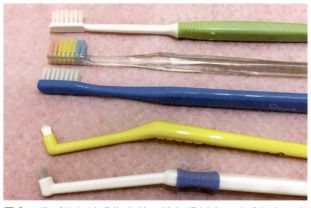

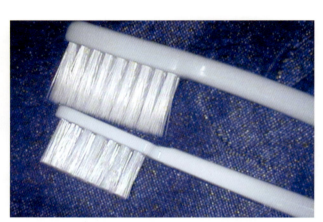

図5　VTRをご覧いただき再確認後、実際に歯ブラシなどの当て方の手技練習を行う。鏡で歯ブラシの位置を確認する癖をつける。

図6　歯ブラシは毛先や首、持ち手がまっすぐなものを選ぶ。上からライオンDENT. MAXIMA、PROSPEC+ COMPACTSLIM、オーラルケアtuft24、オーラルケアPlaut、エビスプロフィッツ。

図7　毛先が細長い歯ブラシ（テーパード毛）では毛先がしなってしまい、プラーク除去が難しい。

VTR録画をもとに苦手部位の克服、手技練習

　当歯科診療室は担当歯科衛生士制です。患者さんに合った歯ブラシを選び、適切なブラッシング方法を習得してもらうために責任をもって指導をしています。来院時の口腔内清掃状況を録画し説明、実際の歯ブラシの当て方などを確認します（図5）。

　歯ブラシの形態や毛質によってはプラークを落としにくいものもあるので、選択基準もお伝えし、患者さんに合った歯ブラシを選択し、ご自宅用と持ち運び用を統一してもらうよう指示します（図6、7）。

　歯ブラシが正しく使用できるようになったら、補助的清掃用具の練習に入ります。TBI初日にはあれもこれもお伝えせずに、2回目以降に補助的清掃用具を導入し、患者さんが混乱せずにご自身のペースでブラッシングができるよう考え行っています。

　歯ブラシでのプラークコントロールが問題なく行えるようになったら、いよいよ補助的清掃用具の出番です。

　当院ではY字型フロス、L字型歯間ブラシ、ワンタフトブラシをお勧めしています（図8）。簡単にこすっただけでプラークが落ちると思われがちですが、実際はそんなことはなく、適切な使用方法を習得してもらわなくてはなりません。

　Y字フロスは大きくゆっくり横に動かし歯間頂に到達させ、近心、遠心に分けて歯面に沿わせた状態で上下に動かし、プラークを落と

CHAPTER 3　歯科衛生士が行うマイクロスコープ歯科予防法、ブラッシング指導、TBI

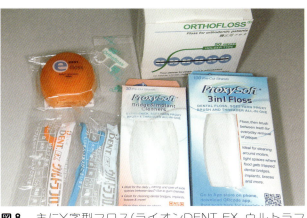

図8　主にY字型フロス（ライオンDENT EX ウルトラフロス）をお勧めし、仮歯部分には切るタイプのフロス（ライオンDENT e-floss）、ブリッジやインプラント部、矯正装置部位は専用フロス（ProxySoft 3 in 1 Floss、Bridge&Implant Cleaners）と使い分ける。

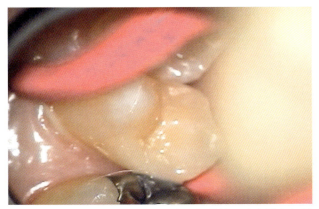

図9　ウルトラフロスを歯面に寄せた状態で歯肉溝内に沿わせ、上下に動かし、歯肉縁下プラークも除去する。

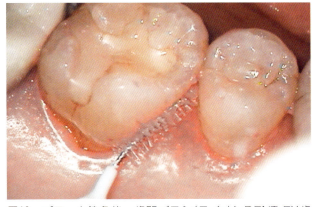

図10　プラーク染色後、歯間ブラシ（ライオンDENT EX歯間ブラシ）を歯面に沿わせた状態で、大きくゆっくり動かしプラークを落とす。

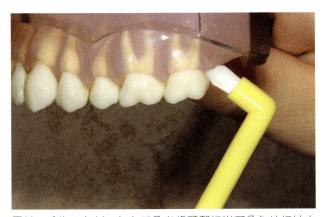

図11　毛先のとがったところを歯頸部に当てるためには大きく角度を付ける必要がある。最遠心は毛先を直視するのが困難なため、ワンタフトブラシ（オーラルケアPlaut）のハンドル部で確認する。

します（図9）。

　歯間ブラシはワンサイズ小さいものを選び、歯面近遠心に沿わせ、こすります。上下幅がある時は上下にも動かすとプラーク除去率が上がります（図10）。

　ワンタフトブラシは最後臼歯遠心や叢生歯、矯正ブラケット周りに使うことをお勧めします（図11）。マイクロスコープで拡大し、実際に適切な歯ブラシ類でプラークが取れるところをお見せする

と、リアリティがあり、面倒だと思われがちなフロスや歯間ブラシも「1日一度は使用します」と積極的に取り組んでくださる患者さんも増えます。

奥歯だし、暗いし、見えない、わからない？

　「分岐部に歯間ブラシを通すなんて患者さんからしたら？」と思う方が多いようです。実際にマイクロスコープで拡大し、手技練習をすると、1日一度の使用でも、1週間ほどで歯肉からの出血や腫れは治り、ポケット内洗浄をしても痛みや出血もなくなります（図12、13）。

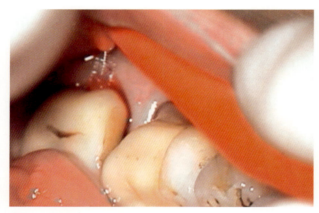

図12 分岐部にDENT EX歯間ブラシ4Sを通す（直視写真）。

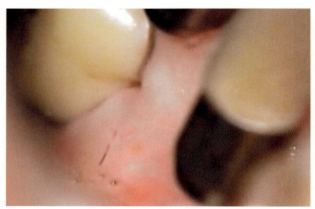

図13 ホームケアで1日一度IDB4S使用で歯肉の表面上の炎症が消滅、エナック分岐部用チップで洗っても出血が見られなくなった。

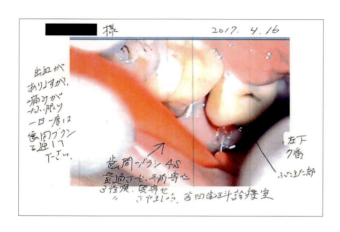

図14 毎回目標を設定し、写真にポイントを書き込みお渡しする。患者さんがいつでもどこでもすぐに確認できる環境を整える。

　TBI時にお伝えした内容は随時ポイントを記入し、直接渡すか、メール添付し、いつでも確認ができる状況を整えます（**図14**）。

　指導した内容が実践できているかを後日メールし、実際ご来院時に苦手部分が克服しているかの手技確認を行うことも重要です。ご自身でどのくらいプラーク除去を行えるかによって、TBIご来院時期を定める必要があります。

まとめ

　マイクロスコープは患者さんがご自身の口腔内に関心をもち、少量のプラークも見逃しにくく、「このままじゃいけない、きれいに磨きたい」と思うきっかけを与えてくれます。

　徹底したTBIを行うことにより、むし歯や歯周病予防につながることはわかっていますが、まだまだ浸透していません。マイクロスコープの普及とTBIの向上によって健康寿命、8020達成者が増えることを祈ります。

　現在行っているブラッシング指導に対し、患者さんの満足度を知るために、今後はアンケート調査を行いつつTBIを極めていきたいと思っています。それをまた皆さんにフィードバックできればと考えています。

CHAPTER 4

マイクロスコープを使用して歯科衛生士が行う歯石除去

1. 見ながら歯石除去

増田佳子

はじめに

　アシスタントがつくことが少ない歯科衛生士が、どのようにマイクロスコープ下でスケーリングを行っているのか、具体的な注意点とサポートする器具・器材を解説します。

縁上歯石

　気腫にならないように注意しつつ、歯面にエアーをかけて乾燥させると、歯石がどこに沈着しているのかよくわかります。1本の歯を近心、舌側、遠心と分けながら着実に歯石を除去していきます。

　除石後、再びエアーをかけると取り残しの歯石が白く浮き出てくるのでわかりやすいです（**図1**）。
　この工程を2〜3回繰り返すことで、取り残しの少ない歯石除去ができます。

　歯間隣接面にも歯石が入り込んでしまうことがありますが、この時にはウェジェッツ（**図2**）を使って隣接面コンタクトを開くことで、細いスケーラーなら除石することが可能になります（**図3**）。

縁上歯石の除去

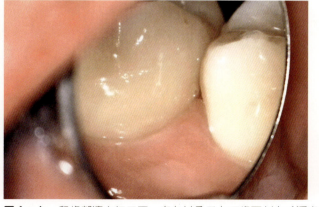 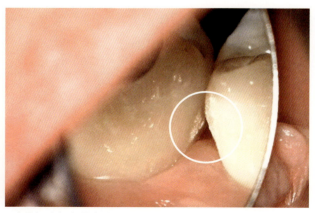

図1a、b　臼歯部遠心にエアーをかけることで歯石が白く浮き出てくるためわかりやすい。

CHAPTER 4　マイクロスコープを使用して歯科衛生士が行う歯石除去

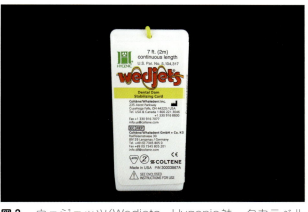

図2　ウェジェッツ(Wedjets、Hygenic社、タカラベルモント)。普段はラバーダムシートを固定するために使う。

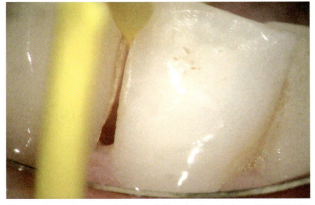

図3　ウェジェッツを3cmくらいにカットして歯冠隣接面に挿入させると、コンタクトが開いてくれるため歯石除去がしやすい。

縁下歯石の除去

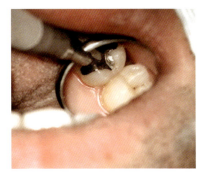

図4a　7̲近心。

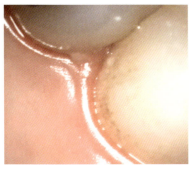

図4b　7̲にエアーをかける前。

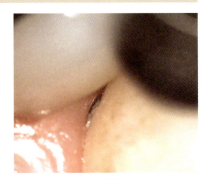

図4c　7̲近心にエアーをかけると縁下歯石が見えてきた。

縁下歯石

　縁下歯石は、根面と内縁上皮との間の狭く暗い部分を見ながら行うことになるので、まず歯肉を根面から離すためにエアーをかけて確認します。エアーをかけている間に歯石の有無、付着している位置、厚み、量などを把握します(**図4a**)。

　拡大して見ながら超音波スケーラーを操作するためには、超音波チップを歯面となるべく平行に挿入しながら用います。

　スケーリング後は、再びエアーをかけて歯肉溝を開きながら根面の状態を再確認します(**図4b、c**)。また、先端にフロアブルレジンのチップをつけたサクションを歯周ポケットの中へ挿入し、血液や水を吸引しながら除石を行います。歯肉圧排もできるためポケット内がクリアに観察できます(**図5、6**)。

　マイクロスコープ使用によるスケーリングの大きなメリットは、手指感覚ではなく、見ながら歯石除去を行えることなのです。

明日から使える！ 歯科衛生士のマイクロスコープ活用法

モリタユニット用・DeN-T（Deep Narrow-T型）サクション

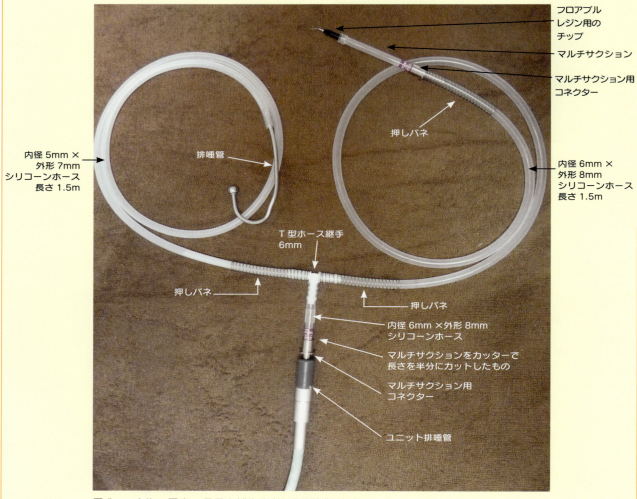

図5a 実物の写真。長尾大輔先生（茨城県開業）考案。

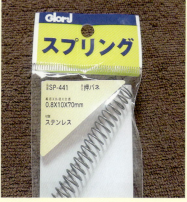

図5b 押しバネのサイズ。線径0.8mm×外径10mm×全長70mm。

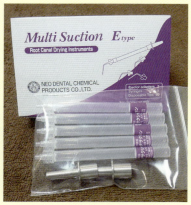

図5c ネオマルチサクション。

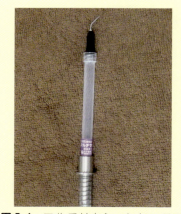

図5d マルチサクションにフロアブルレジン用のチップをつけている。

CHAPTER 4 マイクロスコープを使用して歯科衛生士が行う歯石除去

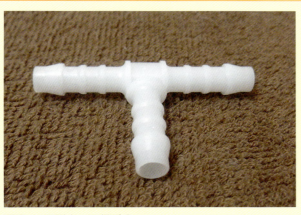

図5e T型ホース継手6mm。

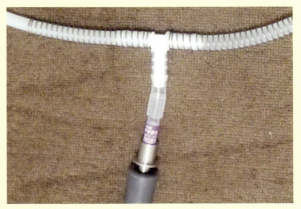

図5f シリコーンホース2種類。内径5mm×7mm（長さ1.5mm）、内径6mm×8mm（長さ1.5m＋3.5cm）。

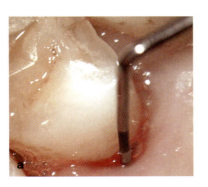
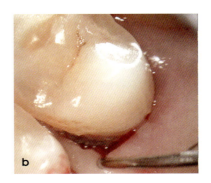
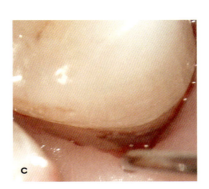
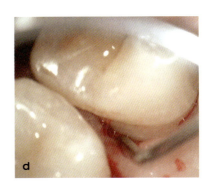

図6a ⌊4。プロービング値7mm。
図6b 超音波チップで歯肉圧排してポケット内の板状の歯石の沈着を確認しながら除石中。

図6c 超音波チップで歯肉圧排してポケット内の歯石の沈着を確認しながら除石中。
図6d T型サクションで歯石の残りがないことが明瞭に観察できる。血液や水を吸引して根面確認中。

声かけ

スケーリング中、マイクロスコープ下では視野が限られることに加えて、アシスタントがいないので、患者さんの様子がわかりにくいこともあります。普通なら「何かあったら手を挙げてください」と言うところですが、それでは見えないので「何かあったら声を出してください」と伝えています。そうは言っても、患者さんは声を出しにくいものです。

そこで、治療開始後、少ししてから必ず「大丈夫ですか？」と歯科衛生士から声をかけて返事をしてもらい、声を出す練習をしています。忘れがちですが、患者さんに安心感を与えるためには大切なことです。

チェア

　チェアはアームレストが付いたものを使用しています。人は腕を上げていると肩に力が入るために、体に疲労が蓄積します。たとえば両腕を1時間ずっと上げた状態を想像してみてください。とてもできるものではありません。

　ですが、机の上に肘を付いてパソコンに向かってキーボードを叩くのは、1時間でも2時間でもできるのではないでしょうか。それほどに、アームレストがあるかないかは、腕や肩に大きな影響を及ぼします。これによって疲労感が非常に軽減されます。

　全体の姿勢も非常に重要です。椅子に姿勢よく座って、一度両手を上げて万歳をします。そこから姿勢を正したまま、両腕を下げてきたとき、その腕の姿勢が理想のポジションなので、それを保ちやすいようにアームレストの位置を調整して合わせます（図7）。

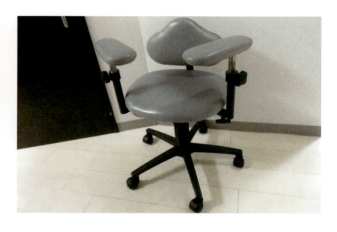

図7　グローバルマイクロスコープ用ドクターチェア（タカラベルモント）。

バイトブロック

　顕微鏡は、観察する対象物が拡大されているので、少しでも動いてしまうと視界から外れてしまい観察できません。ですから、頭が動かないようにネックピローや枕を置くことも効果的です。

　また、開口状態を治療中続けるのは患者さんにとっては負担が大きく、だんだん口を閉じてしまうことが多いです。そこでシリコーン製のバイトブロックを使って開口状態を保ってもらうようにしています（図8）。

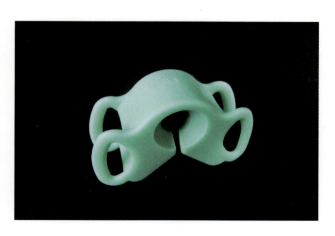

図8　シリコーン製のバイトブロック。

エアーミラー

マイクロスコープ下でスケーリングをする場合にはミラーを用いることがとても多いのですが、そのミラーが超音波機器の水滴や呼気でくもってしまったら、肝心のところを見ることができなくなります。

そこでエアーミラーを使用すると、フットペダルを踏むだけでミラーにエアーがかかりクリアになります。いちいちミラーをガーゼで拭いたりする回数が激減し、効率よく処置することができます（**図9**）。

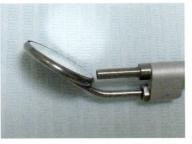 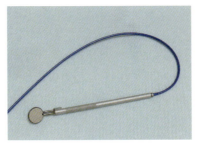 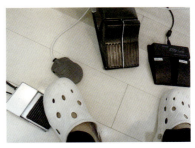

図9 a～c エアーミラー（スマイルデンタルファクトリー）。フットペダルにより、ミラートップの付け根の部分からエアーが出て、ミラーの水滴を吹き飛ばしてくれる。

ライト

マイクロスコープのライトはとかく明るくしがちですが、これは術者の目の健康にとってはあまり良いことではありません。

筆者は目を守るために、光量を必要最低限に抑え、あまり明るくしすぎないようにしながら使用しています。しかし、縁下歯石が確実に除去できたのかを確認する時には、最大の明るさにしています。

このように、状況に応じて光量を増減することも私たちの目を守るために重要なことです。なお、歯肉縁下を観察した後には再び光量を少なくすることを忘れないように注意します。

ピックアップリターン

マイクロスコープで見ながら器具などをピックアップして、術野に持っていく時には腕の動きが直線的になりやすく、患者さんの口唇や口角を傷つけてしまうことがあります。そうならないためには、マイクロスコープの接眼レンズから目を離し、口腔内に入れる器具に視野を向けます。ピックアップする器具を口角を乗り越えるイメージで、直線的な動きではなく山型の動きになるようにつねに意識します。

以上述べてきたような細かいことを着実にていねいに行うことが、マイクロスコープでのスケーリングのカギと考えています。

2. 拡大することで「気づく」こと

上田こころ

はじめに

歯石除去を行ううえで、マイクロスコープはどう役立つのでしょうか。「歯石がよく見える」、「取り残さない」などが挙げられるでしょう。たしかに肉眼で見えるものには限界があります。しかし、残念ながらすべての歯石が見えるわけではなく、マイクロスコープを使用していても見逃してしまうことや、取り残してしまうこともあります。

使い始めて間もなくは、接眼レンズを通して目に映るすべてのものに感動を覚えるでしょう。また は今まで自分の行ってきた仕事の粗さに衝撃を受けることもあるかもしれません。ただ単にマイクロスコープは歯石を見つけるための道具ではないということを、使い続けることで気付いていくように思います。

マイクロスコープで何が見えるのか

● **付着物の種類**

まずはどのような付着物が歯面や根面に付着しているのかがわかります。歯石やプラーク、ステインなどが挙げられます（**図1**）。付着物の種類がわかったらその性状も観察してみましょう。付着しているプラークは軟らかい状態なのか、こってりと成熟したプラークであるのかも見てみれば一目瞭然です（**図2**）。またプラークの下には歯石がついているかもしれないとか、初期う蝕になりかけているのかもしれないという予想もできます（**図3〜7**）。

● **色**

歯周組織の異変を察知する際に色の変化や違いを見ることは重要です。ヒトの視細胞には暗い環境でのみ働き光を認識する桿体細胞と、明るい環境でのみ働き色を認識する錐体細胞があります。暗い環境ではヒトは形を認識できても色は認識できないのです。遠心にいくほど暗い口腔内では、ユニットのライトだけでは異変を見逃してしまうかもしれません。マイクロスコープによるイルミネーションは、色を認識するためにも重要であると考えます（**図8、9**）。

● **形**

触覚により得る情報を軽視してはいけません。視覚から得る情報量と比べると約1万倍もの差があると言われています。探知するスキルはとても重要で訓練をすることは必要になりますが、それに、視覚が加わればそれに勝るものはありません。歯や歯根の形態は言わずと知れて複雑です（**図10**）。たとえ歯の解剖を熟知していたとしても、やはり人それぞれ千差万別で、実際に自分がマイクロスコープで実像をみて作業してみると「ここまでくぼんでいたのか」と大

CHAPTER 4 マイクロスコープを使用して歯科衛生士が行う歯石除去

付着物の種類

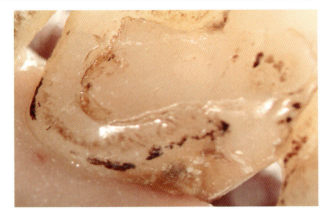

図1　この1枚の写真で歯石、プラーク、ステインがどこにどのように付着しているのかが瞬時にわかる。

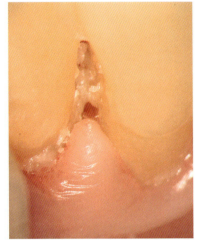

図2　いったいいつから付着しているのか、こってりと成熟したとプラークが付着し、周辺の歯肉が腫脹している。

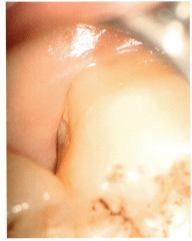

図3　上顎左側第一大臼歯近心歯根面にプラークが付着していることに気がつく。

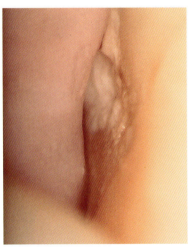

図4　強拡にしてみると、プラークは歯肉縁下へとつづき、その下に歯石の存在を疑わせる。

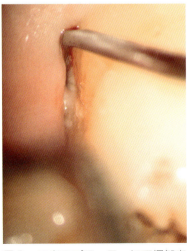

図5　エキスプローラーにて探知を試みる。すると歯根面に引っ掛かりを感じ歯石の存在を確認する。

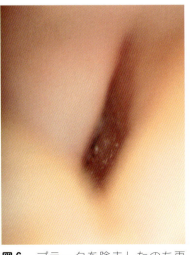

図6　プラークを除去したのち再度、歯肉縁下を見てみると、手指にて探知した縁下歯石があらわになる。

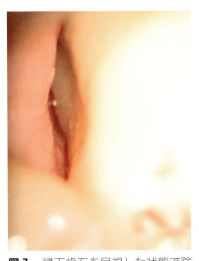

図7　縁下歯石を目視した状態で除去することにより、より確実に縁下歯石にアプローチでき、限りなく侵襲の少ないインスツルメンテーションを行うことができる。

色

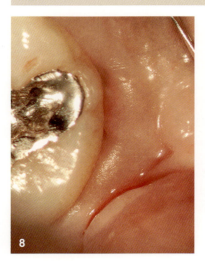
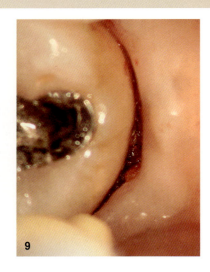

図8　下顎右側第二大臼歯遠心の歯肉が明らかに発赤し、炎症を起こしていることにより、歯石やプラークの存在を疑わせる。
図9　エアーにて歯肉を浮かせるとそこにはやはり、歯石やプラークが大量に付着していた。

形

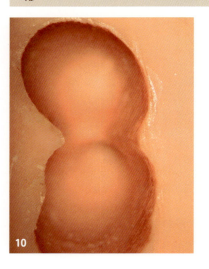
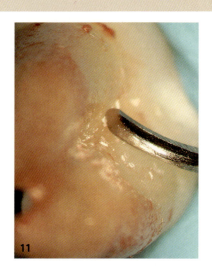

図10　抜去歯の印象をとってみると、近心と遠心の違いなど歯根の形態がよく分かる。
図11　スケーラーの刃部を正確に歯根面に当ててみると、自分の想像以上にグレーシーキュレットを回しこまないといけないことに気がつく。

変驚くこともあります（**図11**）。

●空間や距離

形をとらえることと似ていますが、形と形の間の空間がどの程度存在するのか、もしくはどの程度距離が離れているのかということを視覚により得ることができます（**図12、13**）。

●インスツルメンテーション

ここまで述べてきた、付着物の種類、色、形、空間や距離が視覚により把握できることにより、おのずと次のステップへスムーズに結びつけることができます。それは「器具の選択」です。インスツルメントを選択する際、「近心だから何番」というふうに一概には決められないことを、マイクロスコープが教えてくれます。

たとえば上顎右側第二大臼歯の近遠心にスケーラーを当てます。近心は多少のくぼみがあるものの、拡大下であればグレーシーキュレットの刃部がくぼんだ歯根面に沿っているかを確認しつつ行うことにより、このスケーラーで十分に対応可能です（**図14**）。

しかし、遠心はどうでしょうか。

空間や距離

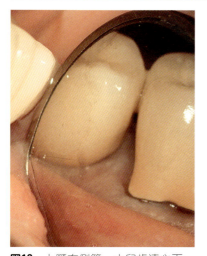

図12 上顎右側第一大臼歯遠心面。ミラーを使用しいろいろな角度に傾け、歯を多方向から観察することで、多くの情報を得ることができる。

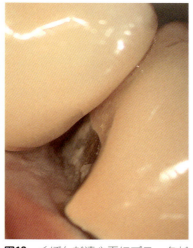

図13 くぼんだ遠心面にプラークが付着していることに気が付く。空間がどのくらいあるのかわかれば、歯間ブラシのサイズの選択も間違わない。

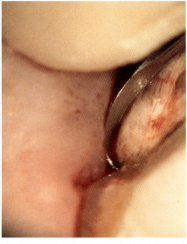

図14 上顎右側第二大臼歯近心。くぼみにグレーシーキュレットの刃部が回しこめているかをマイクロスコープで確認しながら行う。

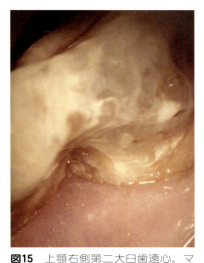

図15 上顎右側第二大臼歯遠心。マイクロスコープにより形態を即時に把握できることで、正しい器具の選択をすることができる。

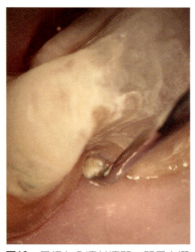

図16 最初から適材適所の器具を選択できることで、むだなストロークを減らすことができる。

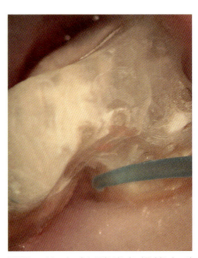

図17 サイズが適当な根管内バキュームにて吸引し、取り残しがないか確認している。

分岐部直下であり、カーブが決して緩やかではありません。グレーシーキュレットでは湾曲部に刃部が入らず、思うようにストロークすることは困難です。一部分だけ径の小さいエキスカベータに持ち替えることで、確実にそして効率的に行うことができます（**図15〜17**）。

また、マイクロスコープを使用し作業を行う際、術部が確実に見えていなければ意味がありません。そのためにはミラービューでの作業が不可欠となります。マイクロスコープを使用しない場合は自分のポジションを変えることも容易ですが、使用している場合は何度もポジションを変えれば、そのぶん焦点を合わせ直す必要がでてくるため、作業効率が格段に落ちてしまいます。作業効率を上げ

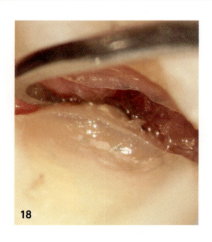
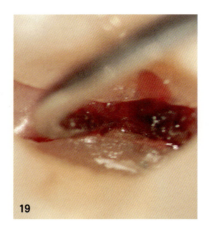

図18 下顎右側第二小臼歯近心隅角を越えるあたりまでスケーラーの刃部が適切に当たっている。
図19 コルのあたりに差しかかると、スケーラーの刃部が歯面から離れてしまい、思うように歯石を除去することができない。

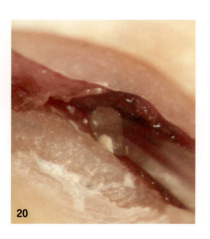
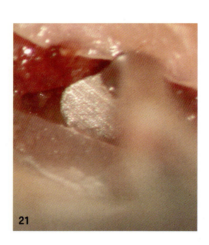

図20 小さいエキスカベータに持ち替え、残りの歯石を除去する。
図21 歯石がすべて取り除かれ、歯根面がスムーズな状態にあることが確認できる。

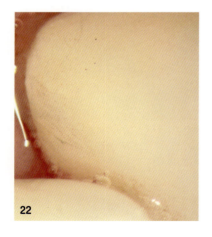
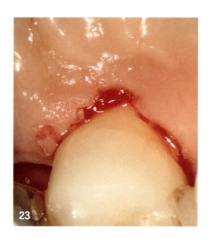

図22 補綴装置のマージンあたりが超音波スケーラーによって傷がついてしまっている。
図23 歯石をすべて取ることができても、こんなにも歯肉を傷つけてしまったら、歯肉退縮や知覚過敏の原因になりうることや、患者も痛くて歯ブラシを当てることができず、治癒の遅延につながる。

るためにもミラーを自在に使えるように訓練をしましょう。

　下顎第一、第二小臼歯近遠心面（**図18、19**）は、第二小臼歯の歯軸が近心に倒れているため、見た目以上にインスツルメントの到達度が悪く、困難をともないます。隅角あたりまではシックルスケーラーで行えますが、コル上の歯石を取るにはスケーラーの刃部が歯根面に沿うように角度を変えなければなりません。しかしそうすると把持に無理が生じることや、シャンクや把持している手が見たい部分の真上にきてしまい見えな

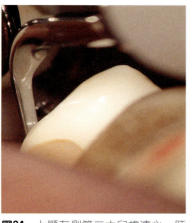

図24 上顎左側第二大臼歯遠心。肝心な部分が見えていない状態ではマイクロスコープを使用する意味がない。

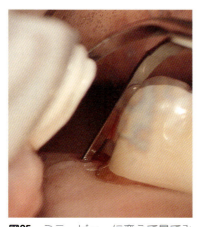

図25 ミラービューに変えて見てみると、超音波スケーラーのチップの当ててはいけない部分が補綴装置に当たってしまっている。

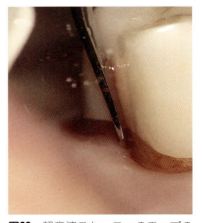

図26 超音波スケーラーのチップの適切な部分を適切な角度で歯面に当てているところ。

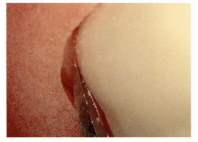

図27 スケーラーの刃部が歯面に沿っているかを確認しながら、ストロークを行っている。

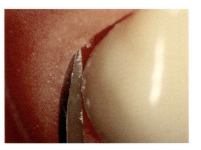

図28 隅角のあたりに差しかかると先端が離れてしまっている。

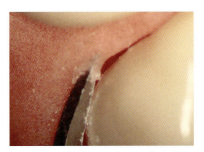

図29 その状態でストロークを行うと、歯肉を傷つけてしまう。わずかな差が術後の状態を左右する。マイクロスコープを使用していると、このような小さなことだが、とても大切なことに気付くことができる。

くなってしまいます。そこでインスツルメントを変えることで、大きくポジションを変える必要もなく、スムーズに作業を進行することができます（**図20、21**）。

手指の感覚だけでは、取り残しが不安でついついパワーを上げてしまうことはないでしょうか。何度もストロークしてしまった経験もあるでしょう（**図22、23**）。マイクロスコープを使用していると、接眼レンズを通して「自身のミス」が目の当たりになります。たとえば、オーバーインスツルメンテーションや器具を正しく使用できていないなどが挙げられます（**図24～29**）。見えていなければ通り過ぎてしまうことも、見えることで気づき、修正することができます。スキルアップをするための近道をマイクロスコープが教えてくれるのです。

まとめ

歯科衛生士が歯石除去を行ううえで、マイクロスコープを最大限に生かすためには、やはり歯の解剖学を頭に入れることや、器具の特性や使い方を熟知すること、手指の感覚を研ぎ澄ますことなどが重要です。そこにマイクロスコープが加わった時、さまざまなことを私たちは気付くことができるようになるのではないでしょうか。

2．拡大視野で「見る」「見せる」という視覚を活用した歯石除去

大野真美

はじめに

　歯石除去が、歯科衛生士の使用する道具や個々の技術レベルによって効果が大きく変わることは、皆さん周知の事実です。歯周組織の改善につながることもあれば、正確に見えていないことで歯肉溝に対して幅の太いスケーラーを使用したり（**図1**）、歯肉ラインに沿わない挿入によって歯周組織を傷つけることもあります。また、ハンドスケーラーで過剰に根面をルートプレーニングした結果、知覚過敏や根面う蝕を引き起こし、患者さんに健康被害を与えてしまうこともあります。

　そういった問題解決の糸口として挙げられるものに、マイクロスコープの存在があります。

　とくに歯肉縁下の作業においては、どんなに優れた手指感覚の持ち主であったとしても「拡大視野」という視覚が加わったほうが、歯周組織や根面にダメージが少なく、残石の少ない施術ができることは間違いないと思います。

　このことは、想像したり、数回の歯石除去で理解することは難しく、やはり何年も継続して使用していくなかで、マイクロスコープ使用時と肉眼での歯石除去に違いがあることを真に理解できるようになります。

　本稿では、マイクロスコープを使用した歯石除去の症例と、その際に使用したスケーラーをご紹介し、そのメリットをお伝えしたいと思います。

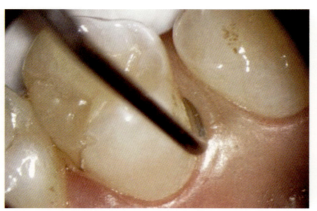

図1　マイクロスコープ下で見ると、明らかにハンドスケーラーが歯肉溝に対して太いことがわかる。

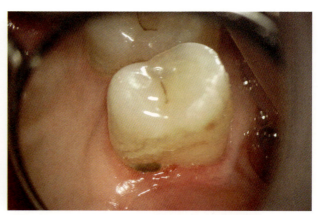

図2　歯肉縁下歯石が歯肉退縮によって歯肉縁上に見える状態になっている。

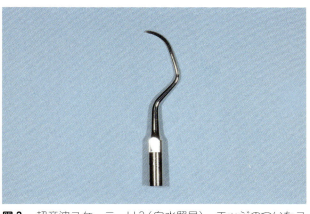

図3 超音波スケーラーH3（白水貿易）。エッジのついたスケーラーはしっかり研げていることが大切。

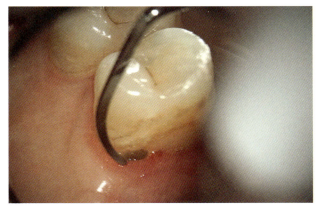

図4 エッジは歯に直接当てるのではなく、歯石の端から振動を加えて塊ではがすと効率がよい。

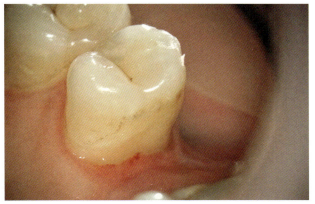

図5 遠心という見えにくい部位でも辺縁歯肉を傷つけずに除石できる。

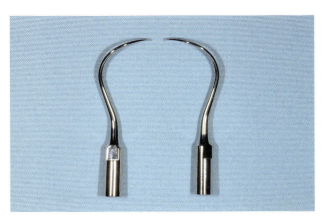

図6 先端0.3mmのK-1R／K-1Lチップ（錦部製作所）。K-1チップは、先端が0.3mmと細いため、狭い歯間空隙に適している。

歯肉縁上歯石の除去

　みなさんは、歯肉縁上に沈着している歯石（**図2**）を除石する際、どんな器具を使ってどのように除石されますか？　筆者の場合、まずエッジの付いた超音波スケーラーを使用します（**図3**）。マイクロスコープで確認しながらエッジを直接歯に当てないように歯石の端に当て、振動を加えて塊ではがすという方法で除石を進めていきます（**図4**）。

　歯に直接エッジを当てずに歯石を剥がすこの方法は、非常に効率的です。力がいっさい必要ないため、術者の体にも優しいですし、患者さんの歯にもダメージが少ない方法です。マイクロスコープ下で確認しながら行うことで歯肉の傷が少なくて済むのも利点です（**図5**）。

　塊で剥がした後に残る薄くて細かい歯石や、スケーラーが入らない狭い歯間空隙については、エッジのついていないメタルチップ（**図6**）を使用すると、非常にダメージが少なく効率の良い歯石除去が実現できます。

　次は、メインテナンス時の歯石除去です。メインテナンス時に歯石が沈着している代表的な部位として下顎前歯が挙げられます（**図7**）。沈着して数か月で、歯石がまだ硬くなっていない場合は、

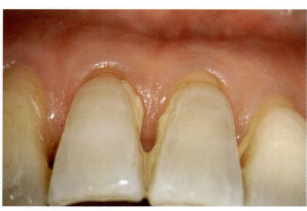

図7　下顎前歯は、メインテナンスで除石する機会がもっとも多い部位。

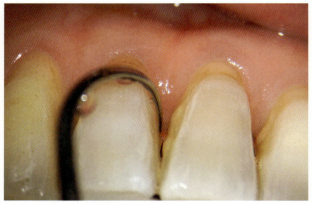

図8　メタルチップはパワー設定さえ注意すれば、時間的に効率が良いだけでなく根面にダメージがない施術ができる。

マイクロスコープ下で歯石だけを狙って、エッジのついていないメタルチップ(図6)で除石します(図8)。

マイクロスコープ下での歯石除去をする以前は、硬くなっていない歯石でもハンドスケーラーを使って肉眼で除石していました。

当時は除石後に下顎前歯に知覚過敏が現れる患者さんが稀にいらっしゃいましたが、今の除石方法に変えてからは、メインテナンス時の除石後に知覚過敏が出たという患者さんはいらっしゃいません。

他院の方にもこの方法をお伝えしておりますが、一様に同じ報告があがっています。

最低限の侵襲で、除石後も患者さんのQOLを高い水準に保つことができる「マイクロスコープ下での歯石除去」に今後の広がりを期待しています。

歯肉縁下歯石の除去

マイクロスコープ下での除石が肉眼と決定的に差がつくのは、大臼歯においての施術です。大臼歯は光が届きにくく、とくに第二大臼歯、智歯に至っては、肉眼となれば手指感覚に頼るしかないというのが現状です。

それは拡大鏡においても劇的な変化を求めることは難しく、これらの部位に沈着した縁下歯石の範囲と厚みを視覚で確認することは、至難の業に違いありません。

筆者は、根面の探知という触覚を中心に除石していた頃、「本当に除石できているのだろうか？」といつも不安がありました。その不安を解消してくれたのが、マイクロスコープ下での歯石除去です。

図9は、8 7です。この部位は、もちろん状況によってはポケット内を確認しづらいこともありますし、こういった難易度の高い部位は、マイクロスコープで見ること、撮影、施術することも簡単ではありません。

しかし、きちんとステップを踏んで練習を重ねていけば、必ず上達していきます。そして、このような部位こそ、通常であれば決して患者さんにお見せできない除石前(図9)、除石中(図10)、除石後(図11)の画像を見てもらえる、マイクロスコープならではの醍醐味を味わえる部位です。

ぜひ見て、そして撮影して、患者さんへの説明にチャレンジしてみてください。リアルな現実と治療の成果に感動してくださるはずです。

図12は、7 口蓋側です。K-1メタルチップでポケット内をイリゲーション中、根面にひっかかりを感じて倍率を上げたところ、近心、遠心に厚みのある縁下歯石が確認できました(図13、14)。

年齢が70代ということもあり、非常に頑固に沈着しているのが見てわかりました。遠心の厚みのあ

CHAPTER 4　マイクロスコープを使用して歯科衛生士が行う歯石除去

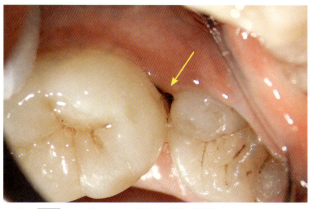

図9　⑧⑦に沈着している歯肉縁下歯石のマイクロスコープを通した画像。

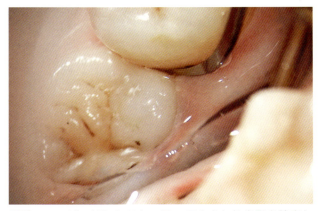

図10　エッジの付いたスケーラーで大まかな歯石を除去している。

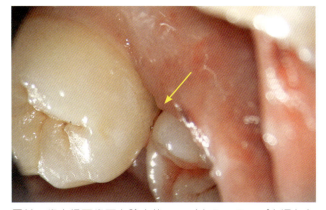

図11　歯肉縁下歯石を除去後のマイクロスコープを通した画像。

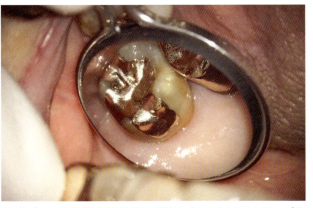

図12　⑦の口蓋側を低倍率で撮影したマイクロスコープを通した画像。

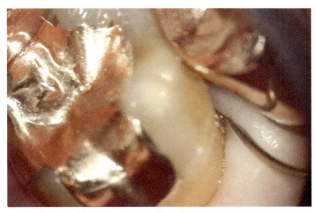

図13　⑦の口蓋側近心の歯肉縁下歯石。

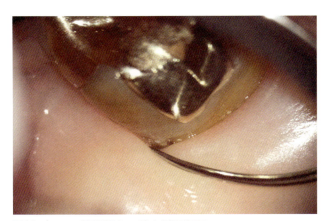

図14　⑦の口蓋側遠心の歯肉縁下歯石。

る歯石は、まずエッジのついた超音波スケーラー（**図3**）でおおまかに剥がし（**図15**）、次に近心の厚みのある歯石は、遠心を得意とする**図3**のタイプのエッジのついた超音波スケーラーでは大臼歯近心の根面へのフィットが難しいため、K-1チップのダイヤモンド付きタイプ（**図16**）で除石しました（**図17**）。そして、超音波スケーラーで取り残した細かい歯石はハンドスケーラーで除去し、最後に患者さんに歯石を除去した状態（**図18**）を動画で見てもらいました。

　マイクロスコープを使用したか

明日から使える！ 歯科衛生士のマイクロスコープ活用法

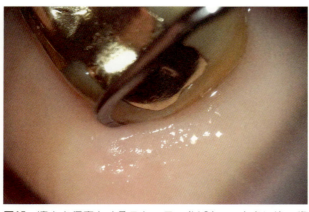

図15 遠心を得意とするスケーラー（H3）で、大きい塊の歯石を除去する。

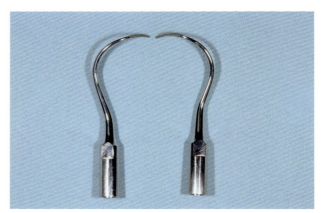

図16 K-1Rダイヤモンド付タイプ・K-1Lダイヤモンド付タイプ（錦部製作所）。

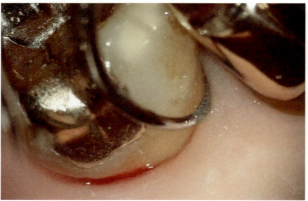

図17 ⌊7の近心は、近心を得意とするチップ（K-1Rダイヤモンド付タイプ）で除去する。

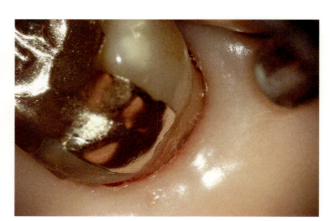

図18 歯肉縁下歯石除去直後の画像。

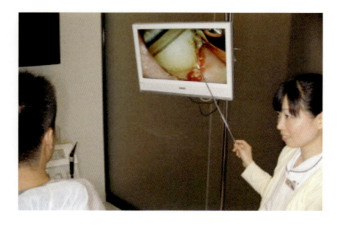

図19 歯石除去をする前、施術中、除去後をお見せすることは臨床のなかに溶け込んでいるスタイル。

らといって、もちろんすべてが見えるわけではありません。患者さんにすべてをお見せできるわけでもありません。しかし、マイクロスコープを使用することで、これまで触覚に大きく依存していた歯石除去、そして患者さんに手鏡を渡して口頭で説明していた歯石除去から、拡大視野で「見る」そして「見せる」（**図19**）という視覚を活用した歯石除去へと歯科界は大きく前進していくのではないでしょうか。

CHAPTER 5

マイクロスコープを使用して歯科衛生士が行うPMTC

明日から使える！　歯科衛生士のマイクロスコープ活用法

1. 理解と感動を与える

増田佳子

はじめに

　PMTC（メインテナンス）を通して歯科医院は患者さんと長期的に付き合うことになります。それに携わるのが歯科衛生士です。長期間診ることになるからこそ、細かい変化を見逃すことなく観察して、治療介入するのか、経過観察をしていくべきなのかの判断を適切に行う必要があります。そのためにマイクロスコープが果たす役割は大きいと言えます。

　実際にメインテナンスを行う時にも主役は患者さんなので、患者さんのモチベーション維持にも映像を介したコミュニケーションは役立ちます。そこでこの項では、マイクロスコープをメインテナンスに用いる意義を解説します。

メインテナンスにかけるチェアタイム

　筆者が勤務する医院では、1人の患者さんにかけるメインテナンスのチェアタイムは60分で行っています。患者さんによっても当然変わりますが、口腔内チェックや状態の説明、それに応じたTBIなど、診察とコミュニケーションで、まず30分程度の時間を使っています。残りの時間で縁上、縁下のプラーク除去や除石、そしてフッ化物塗布を行います。患者さんとのコミュニケーションを充実した意義あるものにすることと、施術の精度を上げつつ短い時間で行うことが大切になります。

動画を見せてモチベーションアップをはかる

　患者さんとコミュニケーションをとるにしても「左の上にプラークが付いています」、「歯ぎしりしているみたいで圧痕が付いていますね」など、ただ言葉で説明するだけよりも、プラークが付着している様子や頬粘膜の圧痕をマイクロスコープで撮影しておいて、これをモニター上に再生して患者さんと同じ画面を見ながら「ここにプラークが付いています。プラークが原因で出血していますね。頬粘膜にこのように圧痕がありますよ」などとコミュニケーションをとることで、患者さんのモチベーションアップにつながります（**図1**）。

　たとえば、**図2**は患者さんの歯肉からピンセットで引き抜いた魚の骨です。患者さんは「刺さったままだったらどんなことに

CHAPTER 5　マイクロスコープを使用して歯科衛生士が行うPMTC

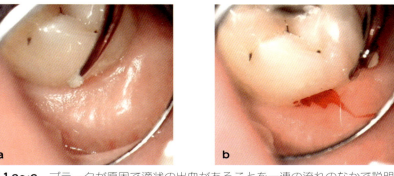
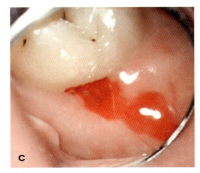

図1a〜c　プラークが原因で滴状の出血があることを一連の流れのなかで説明できる。ただし血液をみて怖がる人には注意が必要。また、出血の量で術者、患者ともに炎症の活動性を理解できる。

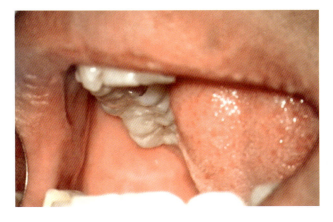

図1d　圧痕の付いている場所がよく見えるためTCHの理解がしやすくなる。

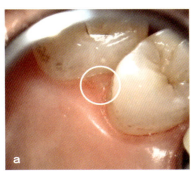
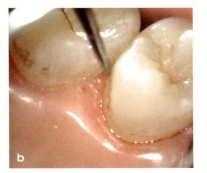
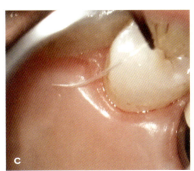

図2a〜c　患者の歯肉に刺さっていた魚の骨はマイクロスコープだからこそ発見できた。ピンセットで引き抜く動画を見せることで患者の驚きにつながる。

なっていたか……。本当に良かった、ありがとうございます」と、深々とおじぎをして帰っていかれました。

　この患者さんは当院に10年以上通ってくださっています。普通、10年以上メインテナンスに通っていると、今さら驚くようなこともないと思いますが、マイクロスコープの動画によって感動を与えることができたので、先ほどの感謝の反応につながりました。長期間のメインテナンスはマンネリになりやすいですが、映像を見せることで新たな発見や気付きを患者さんに与えることができ、モチベーションアップにもつながります。

　じつは私たち歯科衛生士が思っている以上に、患者さんは自分の口の中を見たいのです。ある患者さんは、モニターに写っているご自身の口腔内の状態をご自分の携帯電話で撮影していかれました。

　肉眼ではわかりにくい補綴装置の脱離も、マイクロコープで拡大することにより早期発見できます。とくにブリッジは、複数の支台歯があるために、1つの支台歯が脱離していたとしても補綴装置

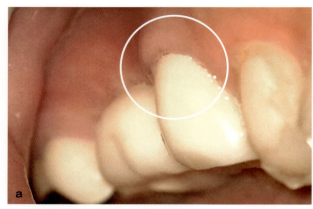 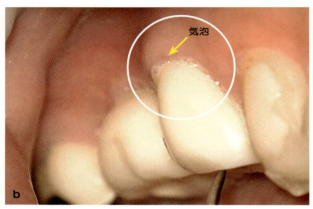

図3a、b　補綴装置マージンより気泡が確認できるため、補綴装置が脱離していることがわかる。

自体は外れてきません。そこで、脱離している支台歯とポンティックとの連結部を探針等を用いて引き上げたり、また咬合面から押すことで、脱離している支台歯のマージン部より気泡や水分を確認することができます。それをマイクロスコープで観察することで、片方が外れているということがわかります（図3）。また、患者さんにも拡大した動画を見てもらうことで容易に納得してもらえるのです。

歯科衛生士は歯の保存にとても重要な役割を果たせる

また、アクセルソン教授の30年の長期間に渡る研究により、注意深くモニターされた人びとにおいては、二次う蝕の発生と歯の破折が歯を失うほとんどの原因になることが明らかになっています。つまり、二次う蝕と歯の破折をいかに的確にモニターするかということが、歯の保存にとても重要な役割を果たします。

その両方とも私たち歯科衛生士が発見できる可能性がもっとも高いのです。だからこそメインテナンスをマイクロスコープで詳細に観察しながら行い、さらに映像で記録することは歯の保存につながるのです。とくに歯の破折は治療介入するタイミングを逃すと抜歯に直結することになります。完全に根尖まで縦に分離してしまった縦破折は抜歯するしかありませんし、破折線がエナメルの表面だけであれば治療対象外なので、破折線が見えたらすぐ治療するわけではありません。

マイクロスコープで拡大視したときに破折線が象牙質まで入っているように見える場合や、患者さんが「ちょっと噛むと変なんですけど、それほど強い痛みがありません」というようなことを言うことがありますが、これを簡単に「様子をみましょう」としてはなりません。打診痛をみたり、フレミタスチェックでの咬合干渉がないか、マイクロスコープ下で透照診をしながら歯科医師と相談して、治療介入の要否を決めます（図4）。

初期の破折を見逃したり、治療介入の時期を逃してしまうと、深刻な歯根縦破折、抜歯につながり、長年に渡り築き上げてきた患者さんとの信頼関係を壊すことになりかねません。マイクロスコープでのメインテナンスは破折に対する治療介入の時期を逃さず警告を発し、適切な治療につなげることで患者さんの歯を守ることができるのです（図5）。

CHAPTER 5　マイクロスコープを使用して歯科衛生士が行うPMTC

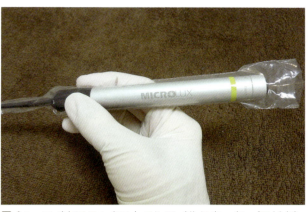

図4a　マイクロラックストランスイルミネーター（モリタ）。

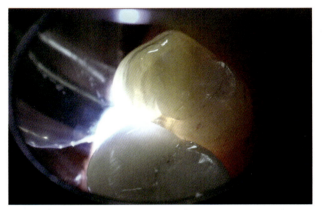

図4b　└4 遠心をマイクロスコープのライトを消してトランスイルミネーターを頬側から照射している。マイクロクラックやう蝕がわかる。

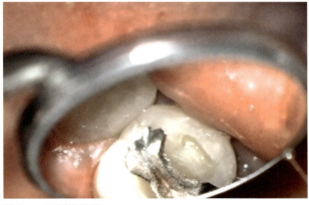

図5a　破折線発見。

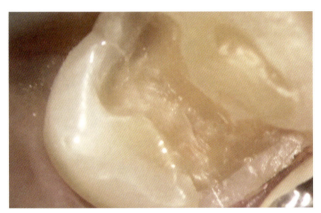

図5b　インレー除去後の破折線。

ハンドピースの持ち方

　図6のようにハンドピースは長めに持ちます。中指をチップよりにずらしてハンドピースを親指と中指で挟みます。このとき人差し指の第3関節あたりにハンドピースを載せるようにして人差し指を軽くそえます。この時のポイントは中指をチップの方向に近づけることです。それによりハンドピースの滑りを防ぎます。

　ポケット内のプラークを除去していくときに超音波スケーラーのチップが補綴装置に触れないように角度に気をつけながら動かしていきます。肉眼で行っていたときにはあまり気にしていませんでしたが、拡大することにより補綴装置への細かな傷も確認できるようになりました。

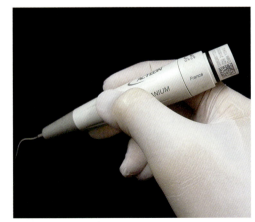

図6　マイクロスコープ使用時のハンドピースの持ち方。

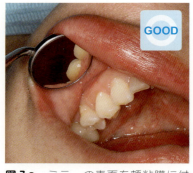
図7a　ミラーの表面を頬粘膜に付けないように口唇排除すると、汚れを除去する作業が軽減する。

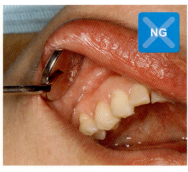
図7b　これではミラーの表面に唾液等がついてしまい、きれいにする作業が入ってしまう。

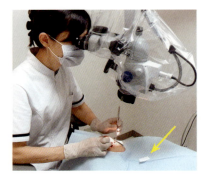
図8　ミラーの汚れを拭き取るために患者さんの胸元にガーゼを置く。肘置きに腕を載せることで安定するホームポジション。

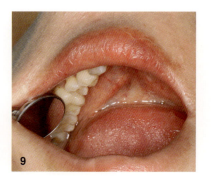

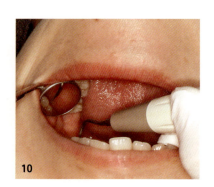

図9　⌊6̲臼歯部をスケーリングするときは患者さんの頭は額を上げるようにヘッドレストを動かす。ミラーを下顎6頬側寄りに置く。

図10　左右の手首は頬骨弓に軽く添える。ハンドピースは長めに持つ。薬指のレストを右側小臼歯部に置く。

ミラーテクニック

　右利きの人は左手でミラーを持ちます。ミラーを置く基本の位置は、見たい部位からなるべく遠くへ離します。多くは施術を行う歯の対合歯付近になります。これは水しぶきでミラーがくもらないようにするためです。そのミラーにマイクロスコープを覗いてピントを合わせます。倍率は10倍以上の高倍率で合わせてから5倍ぐらいに倍率を下げて施術を始めます。

　頬粘膜を排除して直視する場合には、ミラーの表面を頬粘膜に付けないようにします。ミラーの表面に頬粘膜のタンパク質が付着してしまい、それを除くためにスリーウェイシリンジで洗ったり、ガーゼで拭く作業が入ってしまうからです（図7）。また、ミラーを拭くためのガーゼをすぐに取れるように、患者さんの胸の上に置いておきます（図8）。

上顎左側第一大臼歯

　術者は12時の位置にいます。術者の左手首を患者さんの左側頬骨弓に軽く添えることでミラーを安定することができます。ミラーを⌊6̲の咬合面頬側寄りに置きます（図9）。マイクロスコープを覗いてピントを合わせます。ハンドピースを長めに持ちます。これがすべての施術のホームポジションになります（図10）。

　ポケット内のプラークを除去した後、ラバーカップでのポリッシング時も3倍ぐらいの最小倍率でマイクロスコープ下にてラバーカップが歯面に沿っているかを確認しながら施術を行います。

CHAPTER 5 マイクロスコープを使用して歯科衛生士が行うPMTC

2. 患者さん満足度の高いPMTCを目指して

和田莉那

はじめに

　皆さんはPMTCの施術に自信がありますか？　筆者は歯科衛生士になり、丸15年が経ちました。実際に効果的なPMTCとは何でしょう。マニュアル化されすぎてはいないでしょうか。患者さんの満足度はどれほどのものでしょうか。マイクロスコープを使用したPMTCを始めて約8年となる今、効果的なPMTC、「来院して良かった」と思い続けてもらえるような工夫が必要になってきています。本稿では、それについてお伝えしたいと思います。

マイクロスコープを使用したPMTCの前に

　口腔内の検査・診断には必ずマイクロスコープを使用しますが、与えられた時間内にマイクロスコープ下で一口腔内すべてをケアするのは非常に時間がかかり、費用もかかります。実際に患者さんが何を求めているのか、担当歯科衛生士として譲れないものは何かを明確化していき、患者さんのライフスタイルに合わせたPMTCのプログラムを作成、相談し行っていきます（**図1**）。

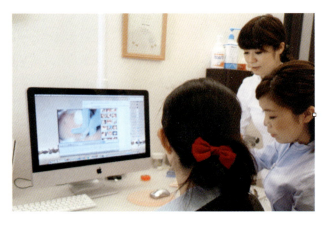

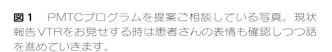
図1　PMTCプログラムを提案ご相談している写真。現状報告VTRをお見せする時は患者さんの表情も確認しつつ話を進めていきます。

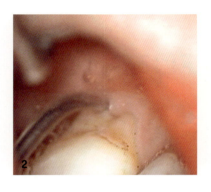
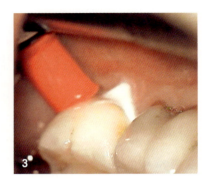

図2　OSADAエナック分岐部用チップを用い、CHX希釈液にて洗浄。
図3　根面露出部分はあえて前歯用ラバーカップを用い、近遠心分けて使用するのも有効。

使用する器具、本当にそれで良いの？ PMTCの期間について

　マイクロスコープを使用したPMTCを行うようになって、今まで当たり前に思って使用してきた器具が、じつは適していない可能性があることに気づき始めました。たとえば大臼歯部のPMTC用のラバーカップですが、歯根面が露出したところにはあえて前歯部用のラバーカップを使用し、近遠心に分けて使用すると、より効果的な歯面研磨ができるのかもしれません。

　「臼歯部にはこれ！」という先入観に惑わされず、口腔内に合った器具・機材でケアを行っていく必要があります（図2、3）。マイクロスコープを使用することでよりよく見えるため、リスクファクター部や粗造面のみをケアすることが可能になりました。その他の部分は過剰な機械的ケアをしなければ、毎月PMTCに通ってもらう価値も見出せるのではないでしょうか。

実際に行っているPMTC

　当院でのPMTCの症例をご紹介します（図4）。担当させていただいて早10年、担当当初はメインテナンス＝PMTCと結びつけてしまい、オーバートリートメント気味のケアを行っていたのかもしれません（図5）。マイクロスコープを使用し、歯ブラシ等のホームケア用品では除去しきれずに残ってしまったところを把握、患者さんへ説明、機械的な器具を使用しなくてよいところは使用しないなど歯質の状態によってケア方法を変えています（図6～9）。

　HMD（Head Mount Display）を使い、リアルタイムでPMTCをしている様子をご覧いただくか、録画VTRをケア終了後にご覧いただき、裸眼ではできないケアを受ける価値を患者さんにつねに伝えていくことも重要です。効果的であることを実感、理解していただかない限り再来院にはつながりにくいのです。

PMTCの実際

患者：A.T.さん 70歳代女性。
メインテナンス期間：1か月に一度
通院歴：16年（担当歴10年）
主訴：7年ほど前からドライマウス気味、免疫力・抵抗力の低下によりアフタができやすい。ホームケアは比較的良好。

図4　患者情報。

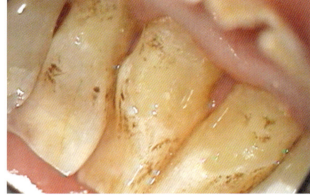

図5　PMTC前の状態。オーバートリートメント気味の歯面。歯根面に半硬化したプラークやステインの付着が見られる。

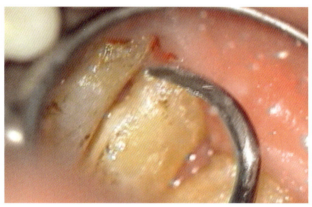

図6　シックルスケーラーを用い、半硬化プラークを除去する。

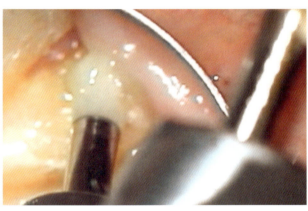

図7　半硬化プラーク除去後、マイクロタフトブラシで磨く。

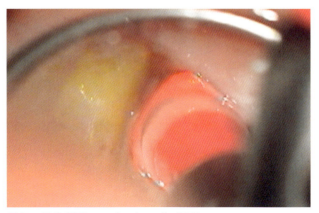

図8　前歯部用のラバーカップで研磨。

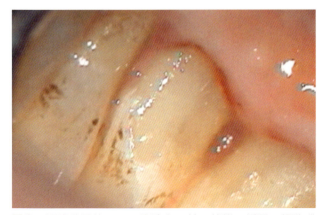

図9　研磨終了後、フッ素塗布の前の状態。根面の粗造感がなくなりホームケアがしやすい状態に戻った。

PMTC用品を有効活用する

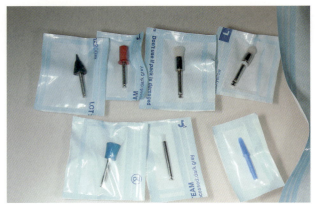

図10 個別滅菌されたPMTC用品（ポリシングブラシ2種、マイクロタフトブラシ、ラバーカップ大小、ラバーコーン、フラット型エバチップ）。

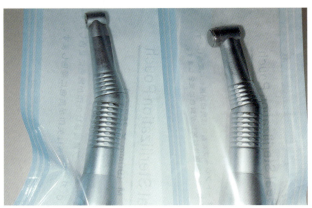

図11 コントラ、往復コントラも滅菌パックに入れ清潔に保管する。KaVoクワトロケア（ハンドピース自動注油機器）とKaVoステリマスター（小型包装品用高圧蒸気滅菌器）を併用しているため迅速に滅菌したインスツルメントを使用することができる。

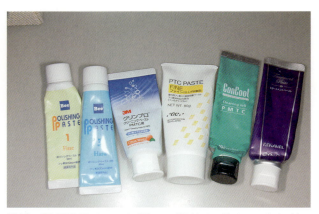

図12 PMTC用ペースト（Bee ポリシングペーストレギュラー・ファイン、3Mクリンプロ クリーニングペースト、GC PTCペーストファイン、コンクールクリーニングジェル、オーラルケア リナメル トリートメントペースト）。

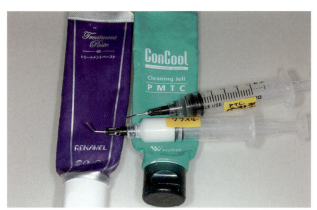

図13 ファインペーストはシリンジに入れ歯面に塗布する。ニードルはディスポーザブルにし、清潔さを保つ。

愛用しているPMTC用品

マイクロスコープ下でPMTCを行っていると器具機材の消耗がよくわかります。滅菌済みの清潔な器具機材を使用するのは当たり前ですが、劣化したブラシやラバーは適時処分しましょう（図10〜14）。

滅菌パックに入った器具・機材をあえて患者さんの見えるところに準備して置いておくと、与えられた時間を有効に使えるのはもちろん、器具・機材に関心をもってもらえ、会話が弾むこともしばしばあります。研磨用ペーストはシリンジに入れ、直接塗布して使用すると便利です。

CHAPTER 5　マイクロスコープを使用して歯科衛生士が行うPMTC

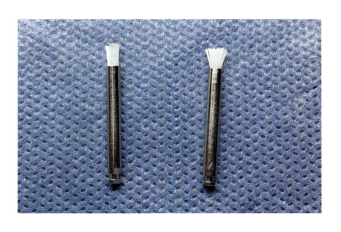

図14　開いて消耗したMTブラシ比較。歯面に強く押し当て過ぎたり、高回転で使用しないように注意。消耗したマイクロタフトブラシを使用すると患者さんの痛みや不快感につながる可能性もあるので、交換時を見極める。

マイクロスコープを用いた歯周ポケット測定、ポケット内洗浄

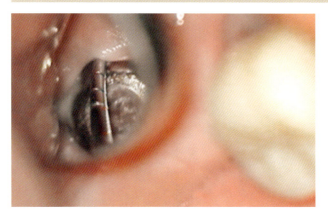

図15　プロービング。ポケット測定とBOP（Bleeding on Probing）の確認。歯面に沿わせてプローブを挿入できるので低侵襲である。

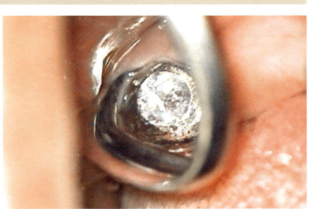

図16　OSADA エナック分岐部チップにてポケット内の洗浄を行う。バトラーCHX希釈液もしくはシステマSP-Tメディカルガーグルを希釈し使用する。

マイクロスコープがあって良かった

　口腔内の検査・診断、先に挙げた症例でもマイクロスコープは有効です。歯周ポケット測定、ポケット内洗浄を行う際もマイクロスコープをよく活用します。付着を剥がさぬよう、歯軸に沿わせ測定する難しい行為も、拡大して見ることで的確に操作することができます。

　同様に、ポケット内洗浄も低侵襲で安全に行えます。痛みがなければ患者さんの恐怖心を煽ることにはならないので、PMTCに積極的にご来院いただけるようになります（**図15、16**）。

　近年よく耳にするようになったインプラント周囲炎の予防対策としては、アバットメント周囲をプラスチックチップで洗浄し炎症を抑制します（**図17**）。このチップでケアしている際に痛みは生じにくいようで、患者さんからも好評です。

マイクロスコープを用いたインプラント周囲の洗浄

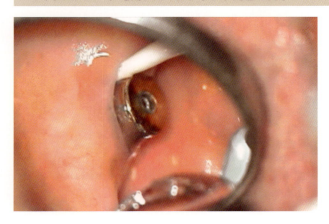

図17 OSADA エナックプラスチックチップにてインプラント周囲の洗浄。インプラント周囲に傷を与えにくく、周囲炎予防が期待できる。

まとめ

　マイクロスコープを使っていない歯科衛生士の皆さん、勤務先にマイクロスコープがない歯科衛生士の皆さんでも、ルーペは使用している方が増えている今日、高倍率ルーペを使えばマイクロスコープは必要ではないと考える方は少なくないかもしれません。

　たしかに、マイクロスコープもルーペも、「拡大して診る」という点では通ずるものです。細部まで診る、見えることにより、過剰なPMTCを回避し、リスクファクター部のみケアすることにより効果が上がり、健康な口腔内の維持につながれば良いのではないでしょうか。

　マイクロスコープを使用できる環境であれば、ぜひ覗いでみてください。今まで自分が行ってきたPMTCについて考えるきっかけになり、学んだ分だけ患者さんに効果を還元できるはずです。日本の歯科医療にマイクロスコープがもっと普及することを望みます。

… CHAPTER 6

マイクロスコープを使用した患者さんへの情報提供、各種指導

1. 口腔から見る「真の予防」

林　智恵子

はじめに

　口腔内をマイクロスコープで見るようになって4年が過ぎます。最初はマイクロスコープのトレーニングとして1人の患者さんに一度は使うように心がけていました。

　1年目は、メインテナンスで来院された患者さんの口腔内を見て「むし歯はないか」「歯肉は腫れていないか」「歯石は付いていないか」「歯磨きはできているか」など、異常なところを探すことばかりを考えていました（マイクロの操作にも慣れず時間が過ぎていくばかりで焦りもあり、今思うと正しい眼で見ることができていたのか疑問ですが……）。

　2年目に入ると操作にも慣れてきて、見る目も養われてきて異常なところばかりを探すのではなく、正常と異常を見分け、前回と今回の比較ができるようになりました。そこから筆者の患者さんに対するアドバイスが変わってきました。

　拡大視野は、裸眼では見分けがつかないほんのわずかな変化も見分けられるようになります。そのほんのわずかな変化から異常であることがわかると、その異常の原因が何かを考えられるようになります。また、原因がわかってくると、その対策のためには患者さんとよく話をすることがとても重要であることに気づきました（図1）。

　患者さんとのコミュニケーションとは、こちらから一方的に話をするのではなく、患者さん自身の日々のなにげない生活習慣を聞き出し、そこから問題点となる行動や習慣を探り、伝えていくことが重要です。マイクロスコープで撮影した動画や静止画を患者さんとともに観察し、情報共有することで患者さん自身の理解も深まります。

拡大視野のメリット

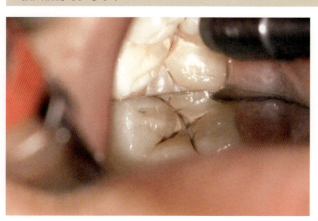

図1　裸眼ではステインかう蝕かの見分けがつかないが、拡大するとはっきりわかる。

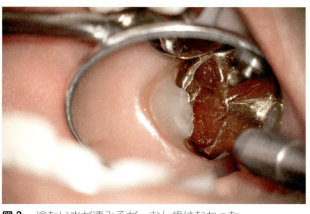
図2　冷たい水が凍みるが、むし歯はなかった。

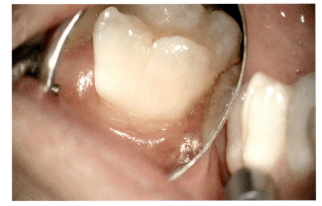
図3　凍みた部位は楔状欠損（WSD）になっていた。

患者さんは思い込みが多い？！

　3年目になると、じつは「患者さんが思い込みが多い」ということに気づくようになりました。たとえば「冷たい水が凍みたのでむし歯ができたと思います。だから私はむし歯になりやすい」とか「フロスをすると血が付くから歯周病になっている」などなど……。そんな患者さんが気になるところをマイクロスコープで観察すると、じつはむし歯でもなく、歯周病でもないことが多々あります。

　ある患者さんが「凍みるからむし歯になっているのではないか？」と言っているところを拡大してみると、歯頸部の付近の歯肉が薄くなって楔状欠損（WSD）になっていました（図2、3）。どうやら、そこに歯ブラシの毛先が当たると凍みる症状が生じていたようです。

　その患者さんに問題の部位を拡大して、撮影し、画像で見てもらうと、むし歯にはなっておらず、歯肉が薄くなっていることを理解してもらえました。そうすることで患者さん自身が納得し「むし歯かもしれない」という不安がなくなります。そこから改めてブラッシング指導をしていくと、みるみる症状が改善されていきました。

力のコントロールの指導も大切

　このようにマイクロスコープを使用し始めると、患者さんのプラークコントロールが上手にできているにもかかわらず、歯のすり減りやヒビ（マイクロクラック）、補綴装置に穴が空いていたり、また歯頸部の全周の歯肉の色が変色しカッターナイフで削ぎ取られているような歯肉も目にします（図4）。これらは決して健康的ではありませんね。

　これらは「病気」になる前の兆候、すなわち「未病」の状態にあるといえます。

　プラークコントロールが良好であるにもかかわらず、健康的ではない「未病の状態」を多く観察していくと、ブラキシズムやTCH（Tooth Contacting Habit）など「力のコントロール不良」に原因があるのではないかと考えるようになりました（図5〜8）。

　そこで、未病の状態の患者さんに「力のコントロール」について指導をしていくと、歯肉の状態の改善や凍みたり、痛みがあったりという症状の改善を多く経験するようになりました。

　これらも言葉だけで伝えることは難しく、実際にマイクロスコー

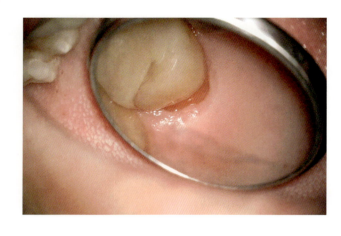

図4 歯頸部の全周の歯肉の色が変色し、カッターナイフで削ぎ取られているような歯肉。

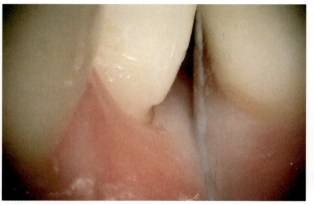

図5 楔状欠損。

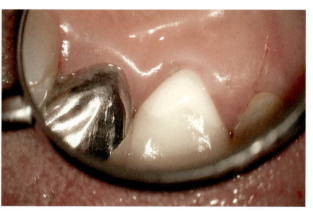

図6 プラークコントロールはできているが、歯肉が腫れている状態。

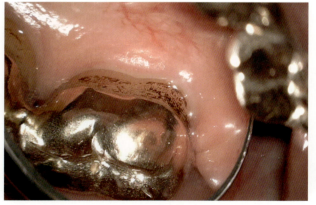

図7 プラークコントロールはできているが、歯肉が腫れている状態。

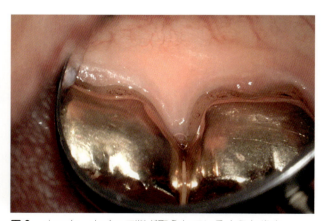

図8 カッターナイフで削ぎ取られているような歯肉。

プで観察した画像を患者さんに見てもらうことで共感が生まれ、患者さん自身が積極的に「力のコントロール」に取り組んでくれた結果だと思います（**図9、10**）。

CHAPTER 6　マイクロスコープを使用した患者さんへの情報提供、各種指導

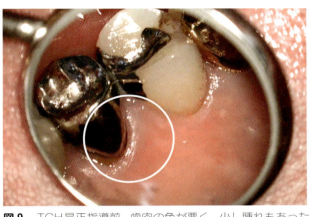

図9　TCH是正指導前。歯肉の色が悪く、少し腫れもあった。

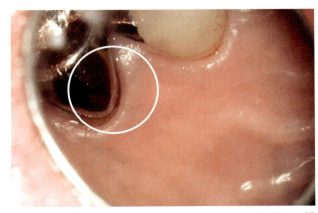

図10　1年後、TCH是正後の歯肉。歯肉の色が改善し、腫れがなくなった。

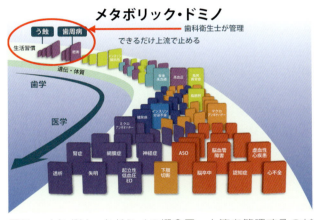

図11　メタボリックドミノの概念図。上流を管理するのが歯科衛生士の仕事（慶應義塾大学医学部内科学教授　伊藤 裕先生の図を改変）。

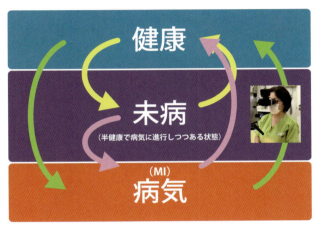

図12　今までは病気になったら治療を行っていたが（緑の矢印）、未病の段階で健康に戻すことが真の予防（黄色の矢印）。万が一、病気が見つかったとしても最小限の侵襲（MI）で治し、健康な状態にもっていく（ピンクの矢印）。

未病の状態から病気に移行させないことこそが「真の予防」

　このように拡大して観察するという経験を積むことで、裸眼で観察しているときは「たいしたことないな」と感じていたことが「これは大変だ！」と感じるようになります。

　そして「むし歯でなければ、歯周病でなければ安心」と考えている患者さんに「これは病気ではないけれど、正常な状態ではありませんよ」「このままでは病気になってしまいますよ」「病気になってしまってからでは治療も大変になりますよ」と患者さん自身の口腔内の画像とともに順を追って説明することで、未病が病気に進行せず、健康な状態を保てるようになるのだと痛感しています。

　未病の状態から病気に移行させないことこそが「真の予防」であり、私たち歯科衛生士の本来の仕事ではないでしょうか（**図11、12**）。そして、患者さんからも感謝され、一番のやりがいであると考えます。

　そのためにはマイクロスコープによる拡大視野での観察と撮影、記録画像の患者さんとの情報共有が不可欠であると感じます。

2. 記録画像による情報提供や各種指導が患者さんの意識改革につながる

大野真美

はじめに

人は「情報の約8割を視覚から得ている」といわれています。ですから、マイクロスコープによる拡大視野は、術者にとって正確な情報収集と施術を行ううえで非常に有利です。

しかし、それは術者サイドの利点だけに留まりません。術者が得た情報をそのまま患者さんに画像でお見せできることは、想像以上に患者さんの意識改革につながり、これまで多くの患者さんの口腔内に変化をもたらしました。

本稿では、記録画像による情報提供や各種指導が、患者さんの口腔内への関心の高まりや、意識改革につながったケースについてご紹介したいと思います。

特殊な歯の形態のリスクを伝える

教科書には書かれていたけど、臨床で身近に感じることができていなかった歯の形態（エナメル突起、斜切痕、中心結節など）（図1～3）をマイクロスコープ下で見たとき、改めて形態のリスクを実感しました。

図1はエナメル突起です。下顎臼歯では約30％の発現率というだけあって、マイクロスコープ下で頻繁に目にします。エナメル突起上では結合組織性付着は存在せず、上皮性付着だけになってしまいます。したがって、その弱い付着では細菌の侵入を許しやすいという性質があるため、エナメル突起をもつ歯は歯周病にかかりやすいリスクがあります。

特殊な歯の形態をもつ歯に気づいた時、「へえ」で終わらせてはいけないと思います。自分が視覚で得た情報に対して「この歯にはどんなリスクがあるのか？」を調べ、その知識を患者さんに有益な情報として伝えること。そしてそのリスクを知ったうえでメインテナンスにて経過を追っていくことが大切だと思います。

CHAPTER 6　マイクロスコープを使用した患者さんへの情報提供、各種指導

歯の特殊な形態

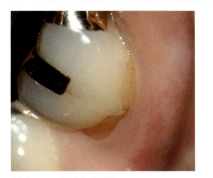

図1　エナメル突起。

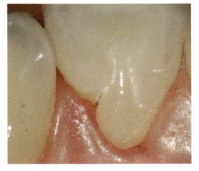

図2　斜切痕。

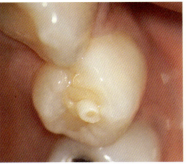

図3　中心結節。

力が及ぼす影響

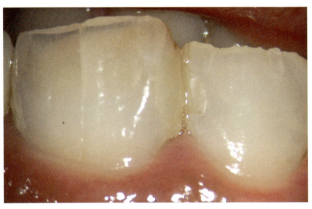

図4　亀裂歯。

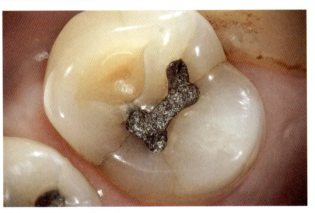

図5　亀裂、ファセット。

力が及ぼす影響を伝える

　私たちは臨床のなかで、力によって引き起こされる数々の問題点を目にします。それは、時にう蝕や歯周病以上に恐ろしい結末を迎えることも少なくありません。

　しかし、う蝕や歯周病と比較して患者さんになかなか理解してもらえないのが、力が及ぼす口腔内への影響なのです。

　図4～9は、すべて力によるトラブルと考えられる症状です。亀裂、ファセット（**図4、5**）、破折（**図6**）、骨隆起（**図7**）、咬耗（**図8**）、舌の圧痕（**図9**）などがみられます。しかしこれらの問題に患者さんが危機感をもっているかというと、ほとんどの患者さんがもっていらっしゃいません。スプリントの必要性やTCH（Tooth Contacting Habit）の理解を深めてほしいと思っても、患者さんの気持ちが動いていないのに、こちらが一生懸命伝えたところで心に響きません。

　人の行動に変化をもたらすために必要なこと。それは、視覚からの情報で現状を心から理解してもらうことが第1段階です。次に心が動いた患者さんに対して、歯科医院サイドで患者さんが良い方向に進むための前向きな提案をすることが第2段階です。そして、第3段階が患者さんの決断です。第1段階なしで第2段階も第3段階もありません。マイクロスコープを通した記録画像は、これまで多くの患者さんの行動変容につながりました。

　スプリント（**図10**）の装着は、力の影響と考えられる記録画像をお見せするようになってから（**図11**）、多くの患者さんが理解を示

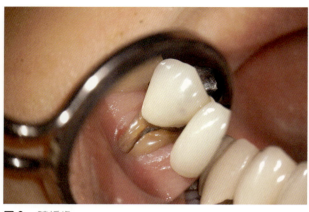
図6 破折歯。

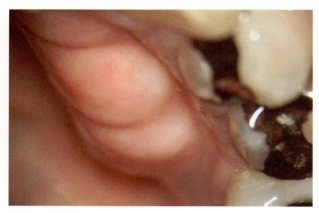
図7 骨隆起。

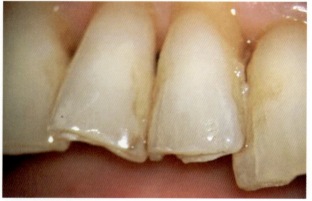
図8 咬耗、切端のチップ。

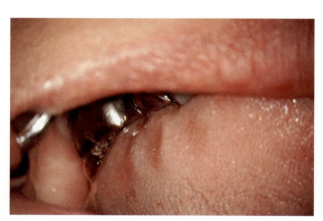
図9 舌の圧痕。

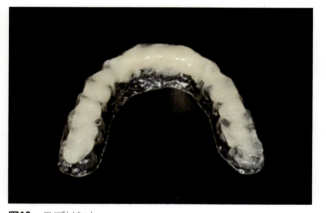
図10 スプリント。

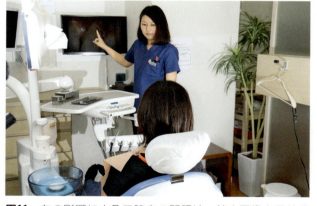
図11 力の影響による口腔内の問題は、拡大画像を見せることで心から納得されることが多い。

されるようになりました。

ただし、患者さんはそれぞれ性格も感じ方も異なります。相手によって言い方を工夫することは大前提ですし、極度の怖がりの方には拡大画像はマイナスになること もありますので、患者さんの性格や今の心の状態をみることはとても大切です。

このようなことにさえ注意すれば、「現実を見せる」（がーん！）→「前向きな治療説明を行う」（よし、 やるぞー！）と、患者さんの心を大きく動かすことができるマイクロスコープは、患者さんの行動変容を促すためのすばらしいパートナーになってくれるはずです。

二次う蝕を理解してもらう

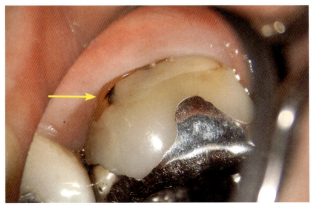

図12 レジン充填辺縁にできたう蝕。

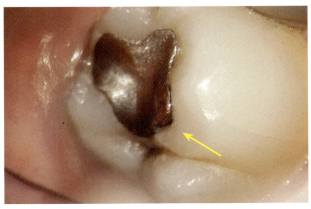

図13 <u>7</u>」の補綴装置の不適合による二次う蝕。

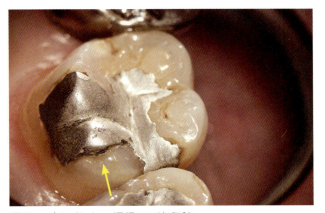

図14 <u>6</u>」のインレー辺縁の二次う蝕。

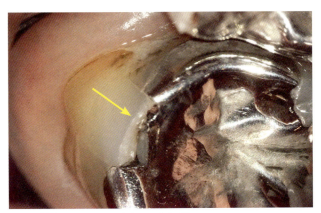

図15 「<u>7</u>のインレー辺縁の二次う蝕。

二次う蝕を理解してもらう

　マイクロスコープで口腔内を見ると、これまで気づいていなかった充填物辺縁の二次う蝕（図12）や、補綴装置辺縁の二次う蝕（図13〜15）に気づいた方がたくさんいらっしゃると思います。

　マイクロスコープでならよくわかる二次う蝕でも、このような二次う蝕を拡大画像なしで患者さんに理解してもらうのは、相当難しいはずです。

　患者さんとの信頼関係がしっかりできていなければ、「本当にむし歯になっているの？」などとあらぬ疑いをかけられるかもしれません。

　それくらい、一度治した歯がむし歯になるというのは、患者さんにとっては容易に信じられないことであったり、現状を見せてもらえなければ簡単には信じられないものなのです。

　このような煩わしさが一気になくなったのが、マイクロスコープの存在です。どんなに光が届きにくい臼歯でも、どんなに小さなう蝕でも、マイクロスコープ下では、大きく、明るく撮影することができます。「百聞は一見にしかず」とはうまく言ったもので、画像をお見せすると、「見つけてくださってありがとうございます！」と感謝してくださいます。やはり、視覚での理解は早いし確実なのです。

　画像を記録するのは時として面倒に感じることがあるかもしれません。しかし、その効果は大きいため、見せなければもったいないと思います。ぜひ静止画、動画の記録をとり、患者さんへの説明に使ってください。

破折歯の画像は抜歯への理解につながるケースが多い

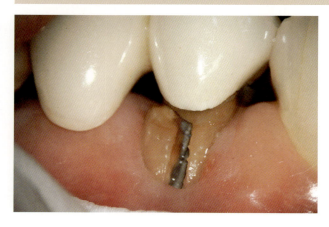

図16 破折歯の画像は、倍率を高くしてお見せすることで納得され、抜歯を決断されるケースが多い。

抜歯への理解

　長く臨床をしていると、メインテナンスの患者さんの歯が破折してしまうという現実に直面することがあります。「この歯はもう残らない」とこちらは抜歯だと判断しても、患者さんに自覚症状がなく、日常生活に問題を感じていない場合、なかなか決断できない患者さんもいらっしゃいます。

　その時に、お見せした画像が図16です。患者さんにショックを与えることが目的ではありません。患者さんにとって良い方向に進んでいただくために決断していただくことが目的です。

　画像を効果的に活用するためには、患者さんを想う気持ちに加え、歯科医師が考えた治療プランを、日頃の知識をベースに自信をもって提供できることが大切だと思います。

まとめ

　歯科衛生士にとってのマイクロスコープ使用は、ただ拡大して見るためではなく、見た情報をもとに将来起こりうる問題まで考えて「診る」ことにより、その可能性はさらに広がると思います。

　自分と患者さんが同じマイクロスコープによる画像を共有することで、気持ちの温度差が小さくなります。そして、患者さんが画像を見て説明を受けることで心の底から理解された時、マイクロスコープは歯科医院と患者さんをつなぐ「心の架け橋」になると思います。

CHAPTER 7

記録した映像などをどのように患者さん教育に活用したらよいか

1. マイクロ動画の見せ方、記録の重要性

林　智恵子

はじめに

　まずマイクロスコープを使用する最大の利点は「口腔内を撮影、録画して、すぐに見てもらえること」です。筆者はメインテナンスを始める前に、患者さんに気になるところを聞き、筆者が気になるところも注意して口腔内全体をチェックします。

　そして、患者さんがなぜ気になるのかを聞くことが大事なポイントです。

　なぜなら、患者さんは私たち歯科衛生士の目線とは違って、案外と思いもよらないことを気にしていたり、インターネットからの情報で勝手に原因を決めつけていたりすることがあるからです。ですので患者さんが気になるところは、患者さんにわかりやすいようにマイクロスコープで拡大、撮影した記録画像を実際に見てもらうことによって、患者さんの誤解を解いたり、理解を深めたりすることができます。

ブラッシング指導

　たとえばブラッシング指導です。普通、ブラッシング指導の時は、プラークの染め出しをして、患者さんに手鏡を持ってもらい、その手鏡を見ながらプラークが落ちているかどうかの確認をしていきますよね。そして、左手で手鏡を持ったまま、右手で歯ブラシを動かしてもらうことが多いと思います。

　暗くて狭い口腔内で、しかも左手に手鏡を持っていて、光が遮られて入らない状態です。はたして、患者さんは本当に見えているのでしょうか？　そして、適切にブラシが歯面に当たっていることが実感できているでしょうか？お家に帰ってからも指導されたことを忠実に再現して磨くことができるのでしょうか？　筆者にはとても難しいように思います。

ブラッシング指導のポイント

　そこで、マイクロスコープを使ってブラッシング指導することをお勧めします。やり方は2段階です。

　まず、患者さんには何も持たず、普通にユニットに寝てもらいま

ブラッシング指導のポイント

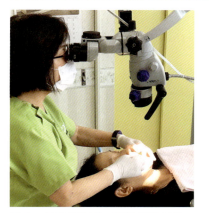

図1　何も持たず、普通に横になってもらう。

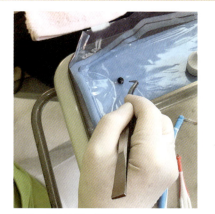

図2　染め出しをする。

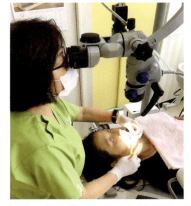

図3　術者磨きをマイクロスコープで撮影しながら行う。

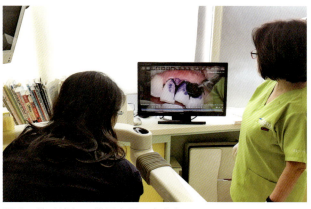

図4　染め出しの様子を見てもらう。

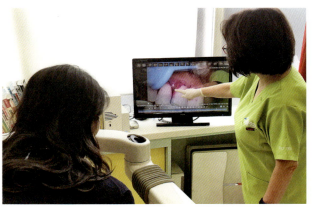

図5　磨き残しの部分を確認してもらう。

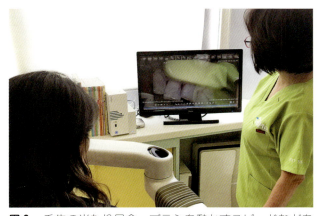

図6　毛先の当たり具合、ブラシを動かすスピードなどを見てもらう。

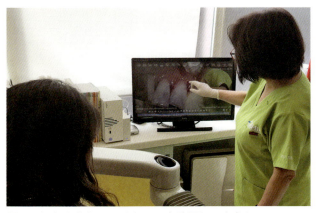

図7　汚れが落ちているところを確認してもらう。

す。そして、磨いてほしい（磨けていない）部位をマイクロスコープで撮影しながら術者磨きを行います。患者さんにはブラシの強さや当たり具合、ブラシを動かすスピードを感じとることに集中してもらいます（**図1〜4**）。

次に、患者さんの上体を起こして、今マイクロスコープで撮影した画像を見てもらい、実際に汚れているところと、どのようにブラシが当たっていて、どのようにプ

記録の保存が重要

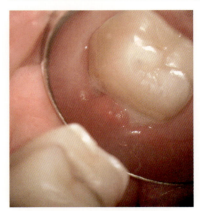
図8　2014年9月来院時の歯肉、排膿が認められる。

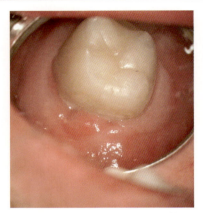
図9　2014年11月ブラッシング指導後、プラークが落ちていることを確認してもらう。

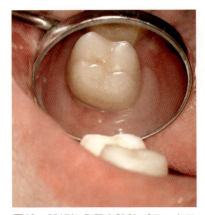
図10　2017年5月来院時プラークコントロールが良好で、歯肉の腫れ、排膿は認められない。

ラークが取れていくかを見てもらいます（図5〜7）。そうすることで、患者さんが実際に感じていたブラシの圧や当たり具合、ブラシを動かすスピードとマイクロスコープで撮影された画像のイメージが一致して、お家に帰られても鏡を見ることなく、正しいイメージをもって磨くことができるようになります。

このようにマイクロスコープによる動画記録とブラッシング指導はとても相性が良いのです。

記録の保存が重要

　また、もう1つ重要なのは「記録の保存」ということです。

　メインテナンスに来院された患者さんの口腔内をくまなく撮影することで、次回来院時、または数年後の来院時との変化を比較検討することで、患者さんの健康状態を把握することができるようになります。一眼レフカメラによる口腔内規格写真で記録を残すこともできますが、マイクロスコープによる動画撮影することで、より立体的に、よりわかりやすく口腔内の状態を記録、管理することができるようになります（図8〜10）。

　「前回との比較」をすることで「口腔内の変化」に気づくこと、それこそが「未病を病気にさせないため」には重要なことだと考えます。

　当院ではマイクロスコープで撮影した動画の記録を「動く動画カルテ」と呼んでいます。口腔内規格写真や歯周ポケット検査、プラークの染め出し検査など、写真や数字での記録も大切ですが、それだけでは詳細な比較や患者さんに変化を伝えることは難しいかもしれません。

　こうして動画で口腔内の状態を管理できるようになると、患者さん自身が「この歯医者さんに継続してかかりたい」「この歯科衛生士さんにずっと診てもらいたい」と感じてもらえるようになります。メインテナンスは継続してもらわなければ意味がありませんからね！

　また、そのような患者さんが増えることでもっと多くの口腔内を観察するチャンスに恵まれます。これは私たち歯科衛生士自身のモチベーションも上がりますね。

2．伝えることの大切さ、難しさ

上田こころ

はじめに

　私たちは「伝える」ということをつねに繰り返しながら毎日の診療を行っています。伝え方にはいろいろな手法がありますが、映像には視覚的にさまざまな情報を提供し、認識させる力があります。言葉とは違い、一瞬で情報の伝達が可能となるのです。言葉でなかなか表現しにくいことも映像により、医療従事者と患者さんとの間でイメージを共有することができます。さらに言葉による説明を加えることで、より伝達力を高めることができるのではないでしょうか。

録画

　よりわかりやすく印象付けるためにはどのように記録したら良いかを考える必要があります。

●見せたい対象歯をまずは弱拡で録画する

　患者さんは当然ながら歯の解剖を知らないため、はじめから強拡大に映し出された歯を見ても、それが何なのか理解することや想像することは難しいと思います。まずは拡大率を下げ、弱拡で見せたい対象物の全体やその周辺を映します。それが歯なのか、上顎なのか下顎なのか、前歯部なのか臼歯部なのか、隣接面なのか咬合面なのかなどを最初に理解させることが重要です。

　そこから徐々に拡大率を上げていき、見せたい部分、う蝕や歯石などを映すことで「この歯のこの部分がむし歯になっている」と、患者さんにより早く理解してもらうことが可能になります（図1〜4）。

●見せたい個所を映し、最低でも5秒は停止した状態を録画する

　術者が接眼レンズから見える画像とモニターの画像がずれて映ってしまう場合があるため、見せたいものがモニターの中心に映っているかを必ず確認します（図5〜8）。そして見せたい個所にしっかりと焦点を合わせ、最低でも5秒は動かさないで録画を続けることで説明時、とてもスムーズに行うことができます。見せたい個所が一瞬で通り過ぎてしまうようだと一時停止するにしても、タイミングを計るのに苦労します。

●チャプターを入れる

　録画し続ける場合、説明時に重要な個所がすぐにわかるようチャプターを入れておくと、とてもスムーズに説明が行えます。だらだらと不必要なところを見せても、患者さんは飽きてしまい、もっとも伝えたいことが何なのかわからなくなってしまいます（図9）。

見せたい対象歯を弱拡でまずは録画する

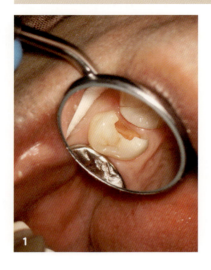
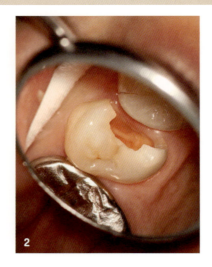

図1 患歯とその周辺を映すことで大体の情報を視覚的に得ることができる。一言添えるだけで患者さんも自分の目である程度は理解できる。
図2 徐々に強拡にしていく様子を見てもらうことで、「ここまで拡大して治療をすることができるのだ」と印象付けることができる。

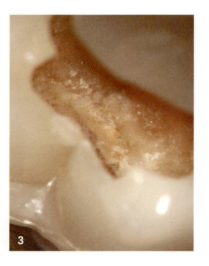
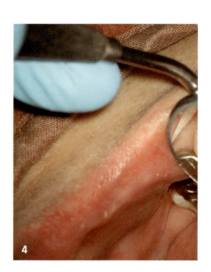

図3 初めからこのような強拡に映し出された画像を見てもらうと、言葉での説明が増え、患者さんが想像する部分も増える。
図4 対象歯が画面から外れたまま録画していても、説明時に見せることができず録画する意味がないので気を付ける。

●より印象付けるためには

　拡大されて形がよくわかるようになった部分に、さらに色で識別できるようにすると、より患者さんに印象付けることができます。

　たとえば、プラークコントロールが良くならない患者さんや、定期検診になかなか応じてくれない患者さんのスケーリングを行う前に染め出し、染色した部分を一通り録画します（**図10、11**）。そして染色された部分がスケーリングによってきれいになっていく様を録画して見せることで、大きな動機付けになります（**図12〜14**）。

　また、初めて補助清掃用具を指導する時、もしくはなかなか使用してくれないときなどは、プラークによって染色された部分に実際に補助清掃用具を使用して、プラークがしっかりと除去される様を見てもらい、「使わなければ落ちない」と視覚的に理解させることで、動機付けにつながります（**図15〜17**）。

CHAPTER 7　記録した映像などをどのように患者さん教育に活用したらよいか

よりきれいな映像を録画するためには

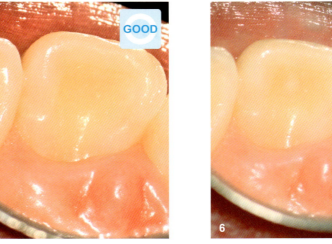

図5　状態の良いミラー。傷や汚れなどが付いていない。

図6　傷のついたミラー。些細な傷も拡大されると映したいものが見えにくい。洗浄から滅菌の過程など取り扱いには注意する。

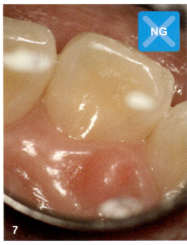
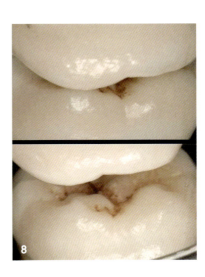

図7　汚れたミラー。セメントやくもりなど見えにくくなる要因である。

図8　上の写真が表面反射ミラー。表面反射ミラーを使用しないとガラスの厚みによる光の屈折ができ、映像が乱れる。また本来の色を映せない。

チャプターを入れる

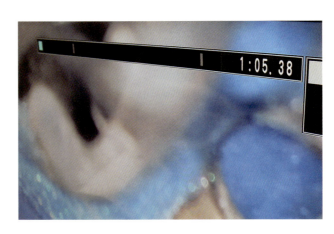

図9　1時間もある動画を説明する際、チャプターを入れておくことでハイライトがすぐにわかるので手間取ることもない。

より印象付けるためには

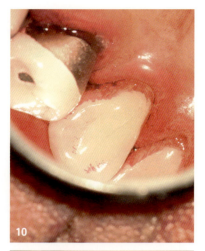

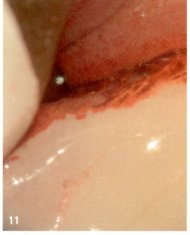

図10 歯のどこにプラークが付着しているかが一目瞭然である。なかなか手鏡では口腔内全体を隅々まで把握するのは難しい。

図11 より拡大して見ると、染め出された色の違いからプラークの違いを観察することができる。

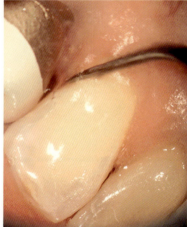

図12 染色していない状態。少量のプラークであれば、染色したほうがわかりやすい。

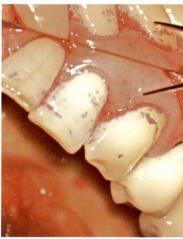

図13 スケーリング前の状態。歯頸部にプラーク、わずかな歯石が付着している。

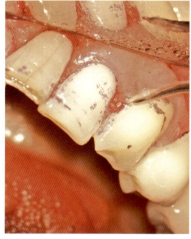

図14 染色されたプラークが注水の水とともに流れている様子。

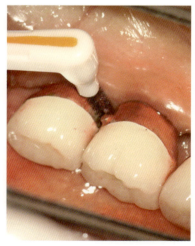

図15 歯間ブラシの入れ方や角度、サイズの指導もしやすい。

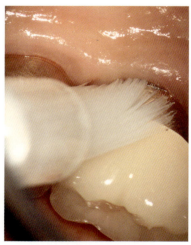

図16 染め出さずに磨いている様子。

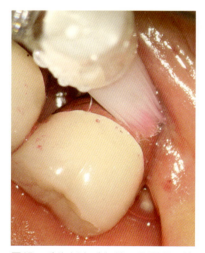

図17 毛先が赤くなり、歯頸部の染色されていたプラークは除去されている。使用方法の指導だけではなく、「使えばきれいになる」と大きな動機付けにつながる。

理解を深める工夫をする

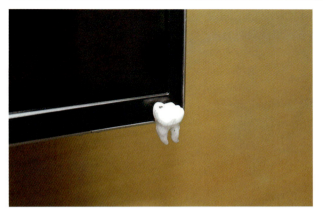

図18 モニターの右下に抜去歯がついて、すぐに見ることができるようになっている。

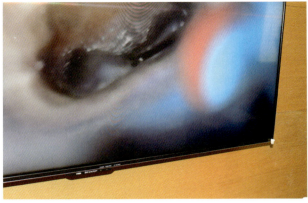

図19 大きく拡大された映像と小さな歯を比べてもらうことで、拡大して治療する優位性をより伝えることができる。

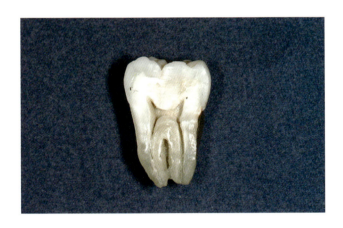

図20 根管を見る場合、ミラーで上からしか見ることができないため、全体像をつかみにくい。このようなものを見せることでよりすばやく理解してもらえる。

説明

マイクロスコープを使用した治療には、録画した動画による説明は不可欠であり治療の一部ともいえます。

しかしさまざまなシチュエーションがあるため、言葉のチョイスやニュアンスを誤ると肝心なところを伝えることができず、患者さんが困惑してしまうこともあるかもしれません。

●初めてマイクロスコープを使用して治療する患者への説明

毎日、鏡を見て歯を磨いていても細部まで見ることはなく、初めて見る自身の口腔内に衝撃を受ける患者さんがほとんどです。説明の時間をしっかりとり、よりていねいに説明を行う必要があります。まれに外科的な映像でなくても気分が悪くなる患者さんがいらっしゃるため、一声かけておくことが望ましいでしょう。

●マイクロスコープを使用して治療する意義を織り交ぜる

「今日は銀歯を外して、土台を外し、詰めてあった薬を取りました」というような説明では、マイクロスコープを使用して治療するメリットがまったく伝わりません。マイクロスコープでしか成せない業を説明しなければ、治療の価値も半減されてしまいます。

スタッフ間で説明の練習をすることも効果的です。とくに新人のスタッフは練習することで頭の中が整理され、自分自身が理解するようになります。また、人に聞いてもらうことで客観的な評価を得ることも重要です。

●患者さんに合わせた説明を心がける

子ども、大人、高齢者、医療従事者、性別、歯科治療に対する興味の有無など、説明をする時は患者さんに合わせた言葉や話し方を選択する必要があります。これはマイクロスコープによる治療の説明に限ったことではありませんが、動画に合わせ行う説明は一言二言で済まないゆえに、それなりのスキルを要します。

●理解を深める工夫をする

ちょっとした工夫でより多くの理解を深めることが可能になります。たとえば、説明時に抜去歯を用意しておきます。拡大された歯と実物の歯の大きさの違いを把握しづらいため、抜去歯を見てもらうことでその違いをより感じてもらうことができ、拡大して治療する意義を伝えることができます（**図18、19**）。

理解しづらい治療の1つに根管治療が挙げられるのではないでしょうか。患者さんは、歯は見たことがあっても歯の中は見たことがないからです。初めて見る大きく拡大された根管をすぐに理解することは難しいため、説明時に模型や資料を用意しておき、動画とともに見せることでより理解を深めることができます（**図20**）。

まとめ

自分自身が初めて拡大された口腔内を見た時の感動を忘れることはできません。それは患者さんであっても同じように感じてくれる方も少なくないでしょう。より多くの情報を確実に伝えられるよう、工夫を重ねていくことはとても大切なことのように思います。

CHAPTER 8

歯科医院での情報の共有、ディスカッション

1．チームワークの向上

増田佳子

はじめに

　歯科医院に限らず、どこの組織でも、チームとしての強みを出すためには情報の共有が鍵になります。本稿では、マイクロスコープによる動画情報を共有することにより、医院のチームワークがいかに向上するかを解説します。

マイクロスコープと録画プレゼンシステム

　当院で歯科衛生士が使用しているマイクロスコープはハイビジョンカメラ内蔵のOPMI pico MORA、そして録画プレゼンシステムは、専用のセブンスディメンジョンCXHDです（**図1**）。歯科衛生士にはアシスタントがつくことは稀なので、患者さんに負担が少なく、そして短時間で処置とプレゼンテーションが行えるように、このマイクロスコープと録画プレゼンシステムを使っています。
　当院のスタッフ構成は院長、勤務医2人、歯科衛生士1人、アシスタント2人、受付1人です。しかし、全員が毎日出勤しているわけではありません。そのような状況で困ることはないでしょうか。担当者が不在ですぐに相談できない場合には、当院では録画プレゼンシステムを使用して対処しています。
　歯科衛生士がメインテナンスをしていて、「この隣接面のう蝕はそろそろ治療したほうがよいかな？」とか、CRのマージンが着色して二次う蝕が疑わしいが、今後どうしたらよいのか迷った時に相談したい歯科医師が手術をしていて手が離せないこともあるでしょう。そのような時に、相談できず不安を抱えたまま「このまま経過観察しましょう」と言ってしまうことがあるのではないでしょうか。次の来院まで相談できないまま半年後まで本当に大丈夫なのか不安になります（**図2**）。
　こういう時に、口腔内写真よりも動画を記録しておくことで、その日のうちでないにしても、後日出勤した時に見てもらい、判断を仰ぐことで歯科衛生士としての不安も解消され、何よりも治療のタイミングを逃すことがなくなります。動画情報により時間の壁と距離の壁を越えることができるのです。

CHAPTER 8 歯科医院での情報の共有、ディスカッション

録画プレゼンシステム

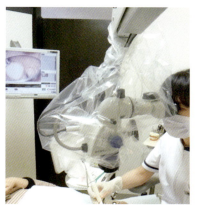

図1 歯科衛生士専用にハイビジョン内蔵OPMI pico MORAとセブンスディメンジョンCXHDを使用している。

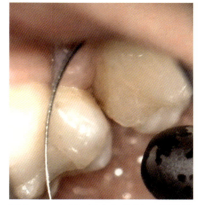

図2a メインテナンス時、経過観察中の歯。

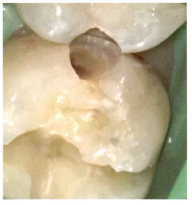

図2b 歯科医師による治療介入時、窩洞の大きさを確認。

受付との情報共有

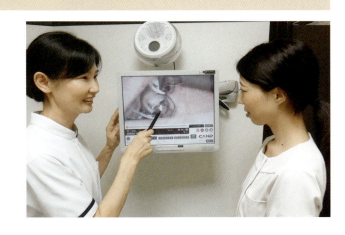

図3 次回の治療の予約を取る受付のスタッフに患者さんの口腔内をモニター上でみてもらうことで、状況判断が瞬時にできる。

受付の重要性

　さらに、歯科医師だけでなく、歯科衛生士も急病で休んでしまうことがあるかもしれません。または担当制で担当者が変わった時に、以前の状況はどうだったのか把握したいのではないでしょうか。

　歯科衛生士や歯科医師だけでなく、受付のスタッフにすら同じことが言えます。患者さんはチェアサイドではなかなか歯科医師、歯科衛生士には聞けないようなことも、診療後に受付に戻って初めて聞いたりします。また治療の時には動転していて忘れていたようなことも、少し冷静になって受付で質問が湧いてきたりすることもあります。

　その時に形式どおりの答えをするよりも、受付のスタッフが短時間でも録画プレゼンシステムの映像を確認して（図3）、その患者さんの状態を把握したうえで「大きなむし歯でしたね。これは被せたほうがいいので、早めにお勧めします」とか、「これは痛みが出そうだから、どうにかして優先してでも次の予約を取りましょう」と一言添えるだけで予約の質も変わってきます。

　このようなコミュニケーションを積み重ねている歯科医院とそうでない歯科医院とでは、患者さんとの信頼関係に雲泥の差が出てきます。

動画撮影時の注意点

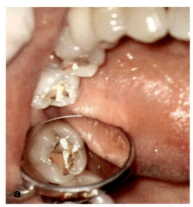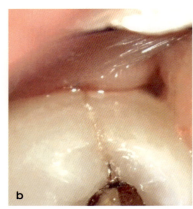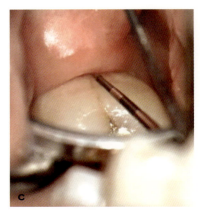

図4 a、b マイクロスコープの倍率を上げてクラックを録画することで診断しやすくなる。

図4 c プロービング数値も録画をすることで今後の治療方針を決めるのに役立つ。

動画撮影時の注意点

コミュニケーションのためには、実際に歯科衛生士が撮影するときの注意点があります。たとえば治療介入が必要になったときのことを考え、歯の一部を録画するのではなく問題のある歯全体を撮影します。

たとえば「7 近心にう蝕を発見したときにクラウンになる可能性も考えて、遠心の歯冠長延長が必要になるか歯科医師が判断できるように、遠心の歯肉の高さも撮影します。また、クラックを発見したときには、すでに治療してあるインレーなどがどのようにセットしてあるのかを、近遠心と頬舌側から方向を変えて撮影します。

また、歯肉縁下にまでクラックが進んでいるときには、プローブで何mm入るのか、プロービング数値も録画します（**図4**）。このように、先のことまで考慮して映像化することが大切です。

マイクロスコープというと、とかく細かいことを拡大してその部分だけ撮影すればよいと思いがちですが、倍率を変えて必要な情報がその映像のなかにコンパクトに収まるように撮影することがポイントです。これらに注意することでさらにコミュニケーションの質が向上します。

経過観察で変化に気づく

歯科衛生士は歯科医師よりも長期間患者さんの口腔内を見ていくことになります。そのため、「ちょっとクラックが入った」とか、「少し色が変わってきたな」というものを経過観察のなかで見ている時に、この程度の色のつき具合は、実際削ったらどれくらいだったのか治療のアシストに付かない専任の歯科衛生士であればあるほどわからなくなります。

しかし、治療の様子を録画してあるものがあり、しかも患者さんのID番号を入れて治療日を指定するだけで簡単に再生できるようになっていれば、それを見ることで、「それほど大きくない」と思っていたう蝕が「削ってみたらこんなに大きくなっていた」とか、逆に、「相当大きいぞ」と思っていたものが意外と小さいことがわかったりします。このような経験を積み重ねることで自分の歯科衛生士としての判断能力がどんどん向上します（**図5**）。

経過観察と記録で判断能力が向上

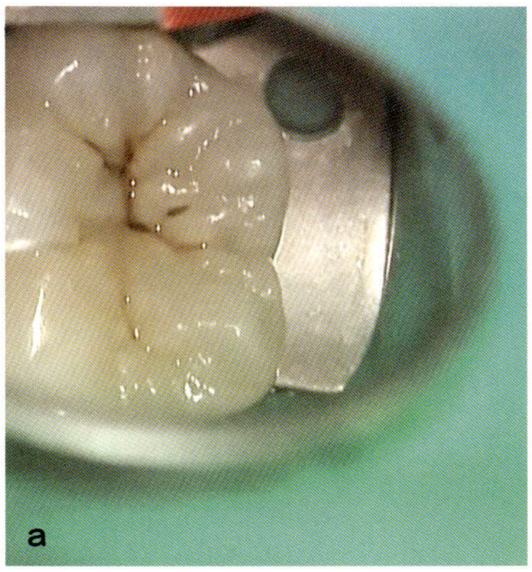

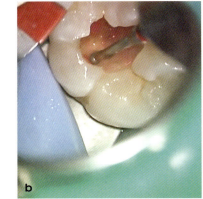

図5a　歯科衛生士によるう蝕の発見。
図5b　歯科医師が実際に削ってみると、大きなう窩になっていた。

マイクロスコープがあれば見学者は術者と同じものが見える

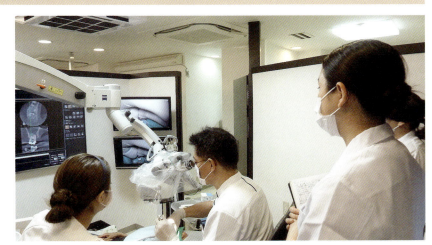

図6　見学者はモニターを見ながら、術者が見ているものと同じ視野で口腔内を見ることができる。

外部からの見学者

マイクロスコープを使用するということは単に操作方法だけでなく、マイクロスコープ特有の治療方法を学ぶ必要があります。

当院には、歯科医師はもちろんのこと、歯科衛生士やアシスタントの方が見学に来ます。見学者は患者さんの口腔内を覗いての見学ではなく、大きな画面で、今まさに術者が見ているものと同じ映像を見ることで多くを学ぶことができます。大きい画面なので、見えにくい部位や、繊細な動きによる治療も、見逃すことなく見学できます（図6）。

このように、患者さんに対してだけでなく、スタッフはもちろん、他の医療従事者に対しても、マイクロスコープの動画での情報共有は、効率的で質の高いコミュニケーションを可能にします。

2. マイクロスコープのスキルアップへの3つの方法

大野真美

はじめに

歯科医院での情報の共有という点において、もっとも優れているマイクロスコープの利点といえば、やはりモニターに映し出される映像によって術者の目線と同じ視野を第3者が見られるという点です（**図1**）。

録画機能があることから、勉強会でのプレゼンテーションの際にスタッフ間で情報の共有ができることは、マイクロスコープの非常に優れた利点です。

マイクロスコープで見る世界は、超拡大視野です。歯科衛生士がこれまで当たり前に使用してきた器具、施術方法が患者さんの歯や歯周組織にダメージを与えていたことに気づき、器具の改善、施術方法の変更を考える大きなきっかけになることもあります。

たとえば、歯科医院で使用している材料や器具の見直しの際にも、なぜ改善が必要なのかをマイクロスコープという拡大視野で比較しながら見てもらえることは、伝える側にとっても伝えられる側にとっても非常に有効です。フロスの比較（**図2、3**）や超音波チップの先端の細さの比較（**図4～6**）などマイクロスコープ下で見ると、わずか0.1mmの差でも大きく違って見えるので、材料や器具にこだわる必要があることを伝えることができます。

他人からの口だけの説明よりも、本や資料でデータを確認するほうが伝わる力が大きいものです。それが「自分の目で見た視覚からの情報」なのだと確信しています。

本稿では、当院の歯科衛生士がマイクロスコープのスキルアップのために行っている3つの方法をお伝えします。

術者と同じ視野を第三者がモニターを通して見ることができる

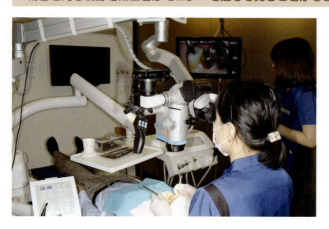

図1 先輩が行う施術を後輩がリアルタイムで見学できるのはマイクロスコープならではの利点。

拡大視野によるフロスや超音波チップの先端の細さの比較

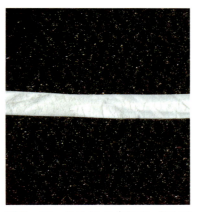

図2 ワックスタイプのデンタルフロスはコンタクトを通過しやすい反面、歯垢を絡めとりにくい。

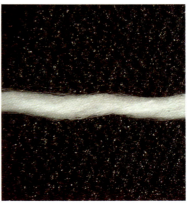

図3 アンワックスタイプで1,400本を使用したフロスは歯垢を絡めとりやすい。

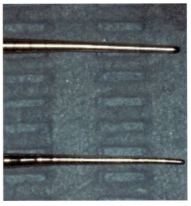

図4 先端0.4mm（上）と先端0.3mm（下）の超音波メタルチップの太さの違い。

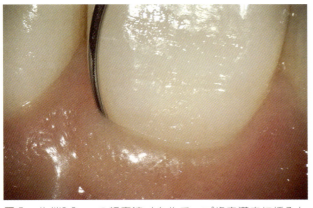

図5 先端0.3mmの超音波メタルチップ歯肉溝内に挿入した画像。

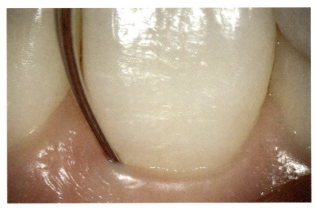

図6 先端0.4mmの超音波メタルチップを歯肉溝内に挿入した映像。

院内勉強会でのマイクロスコープ動画を使ったプレゼンテーション

　当院では、1年間に数回、各々の歯科衛生士が臨床のなかで担当患者さんに説明した動画を使って、その動画でどのように説明をしたか、そしてその時、患者さんの反応はどうだったのかを、実際のストーリーをまとめてスタッフにプレゼンテーションを行います（図7）。

　すると、自分と違う視点での使い方だったり、説明方法が違ったりするので、非常に参考になります。

　多くのスタッフの知恵が集まると、使い方にも幅が広がります。他のスタッフの使用法がどんなものなのか、ぜひこのような勉強会を開いてみてください。「目から鱗」になると思います。

技術のバトンリレー

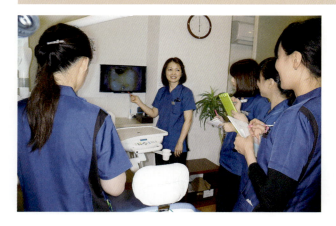

図7 マイクロスコープを通した画像を使用して、患者にどのように説明したかを勉強会で報告。

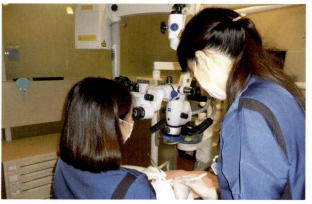

図8 マイクロスコープのトレーニング風景（超音波スケーラー使用に関する指導）。

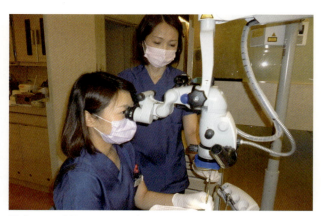

図9 マイクロスコープのトレーニング風景（ミラーテクニックの指導）。

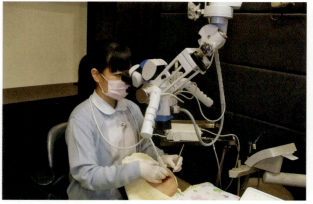

図10 マイクロスコープを使用しはじめた頃の写真。

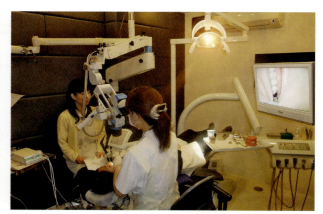

図11 マスターするまで週1回を数か月間続けて行った昼休みのマイクロスコープトレーニング。

CHAPTER 8 歯科医院での情報の共有、ディスカッション

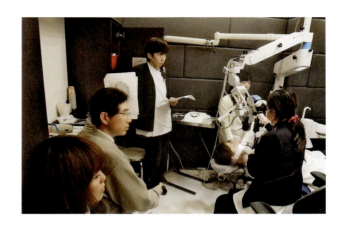

図12 トレーニング最終日、院長含むスタッフみんなの前で行った技術披露の際の写真。

「先輩から後輩へ」技術のバトンリレー

「これからはマイクロスコープを使って診療して！」と突然言われたら、皆さんは使えますか？今すでに使っている人がもっともっと上達する方法、そして、まったく使ったことがない後輩が自然に使えるようになる方法とは？それが、先輩から後輩へ技術を伝える、マイクロスコープのトレーニングです（**図8、9**）。

じつは私の場合は、マイクロスコープをひと目見てすぐに拡大視野の虜になってしまい、院長が言うまでもなく、ひたすらマイクロスコープを見続ける日々を過ごしたのですが（**図10**）、誰しもがそうなるわけではないことは当然理解していました。そこで、自分がマイクロスコープを使用しはじめて数年が経ち、それなりにノウハウができた頃から、昼休みを使って後輩へのレッスンを開始しました（**図11**）。

そこで私は壁にぶつかることになりました。マイクロスコープの使い方では比較的スムーズに進んだ私も、人に教えることで壁にぶつかったのです。

「自分の当たり前」と「後輩の当たり前」には温度差があり、自分としては易しくわかりやすく教えているつもりでも、後輩は私と同じようにできないことに悩み、苦しんでいました。

「自分ができる」ことと「人に教える」ことは、まったく違う次元であること、教えるということは、自分が無意識に行っていることを、意識して言語化して人に伝えないといけないため、より深いところで理解をしていないといけないことを痛感しました。

教える人間も、教えられる人間も、拡大視野という決して逃げることもごまかすこともできないなかでのトレーニングは苦しいことではありますが、できるようになった時にはそのぶん感動がありました。

図12は、トレーニング最終日の技術披露時の写真です。終了後、トレーニングを受けたスタッフ2人が泣きながら、「これまで辛いこともあったけど続けてきて良かった」という気持ちを伝えてくれました。

仕事は人が成長するためのものだと思っています。「教えること」そして「教えられること」、この相反するように見える立場は、じつは感受性さえもっていれば、1人の人間のなかで同時に起こっていることであり、同時に味わえるものなのです。

「技術のバトンを渡すこと」そして「受け取ること」をお互いの立場を思いやりながらできれば、より良い関係が築けるはずです。

勉強会での実技の確認

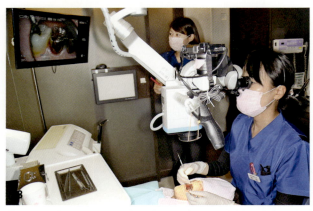
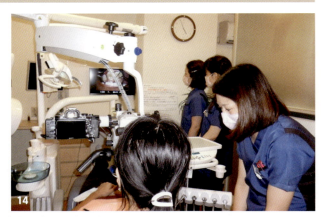

図13、14　勉強会での実技の確認では、見る側も見られる側も再確認できることが多い。

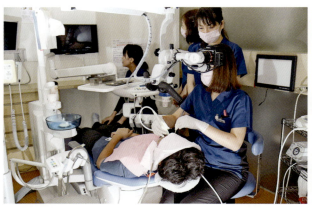

図15　部位別によるポジショニングのベースはあるが、最終的には各々がやりやすいポジションを見つけてもらう。

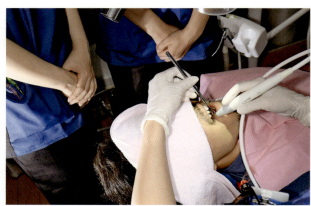

図16　後輩の行うミラーテクニックを、モニター越しでのチェックも含めスタッフ皆で実技の確認を行う。

得た技術をブラッシュアップ！勉強会での実技の確認

　情報の共有として成果が上がるのは、勉強会での実技の確認です（**図13、14**）。これは、行う部位に対して適切なポジションで作業が行えているか（**図15**）。ミラーテクニックを行いながら正確にインスツルメンテーションできているか（**図16**）などをスタッフみんなで確認します。

　歯科衛生士がメインテナンスの際に見る対象は、すべての歯です。短時間で全顎をミラーテクニックを駆使して正確に見る必要がありますし、全顎のメインテナンスを行う際、すばやく適切なポジションに移動することも必要です。

　ただし、人に見てもらう機会がなければ、だんだん自己流になったり、全顎をくまなく見ることも面倒になったり、スピードも遅くなるのではないでしょうか？

　ぜひ、勇気をもって院内での取り組みとして行ってみてください。得られるものは、想像以上に大きいと思います。

CHAPTER 9

教育機関でのマイクロスコープ活用

1. 情報共有によるスキルアップ！レベルアップ!!

林　智恵子

はじめに

　ここまで読んでいただくと、マイクロスコープの利点は「拡大」「照明」「記録」であることは十分わかってきたと思います。

　私たちが歯科衛生士学校の学生だった頃、また卒業してから新人歯科衛生士として就職し、先輩から指導してもらっていた頃のことを思い出してみてください。

　インストラクターの先生や先輩歯科衛生士の背後から肩越しに患者さんの口腔内を見たり、バキュームを持ちながらアシスタントの目線でポジショニングやインスツルメントの動かし方を「見えないなぁ」と思いながら学んでいませんでしたか？（**図1、2**）

　マイクロスコープ登場前の時代ですから、「見えないけど、必死に覗き込んで学ばなければいけない」のが当たり前だったわけです。しかし、マイクロスコープの登場で歯科衛生士教育の仕方も大きく変わりました。

　マイクロスコープで「明るく拡大して見えること」、それを「録画して見せること」は後輩歯科衛生士を教育するうえでとても役立つことをご紹介します。

従来の見学スタイル

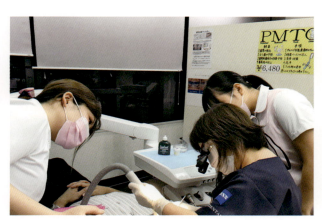

図1　先輩歯科衛生士の処置を背後から見ていてもよく見えない。

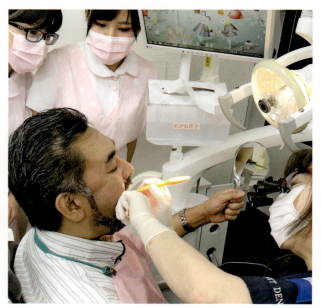

図2　ブラッシング指導も鏡越しではよくわからない。

明るく拡大して見えることのメリット

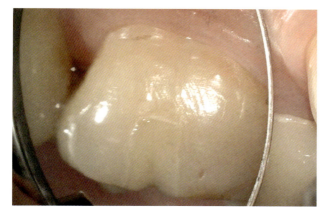

図3 歯面の傷を観察。

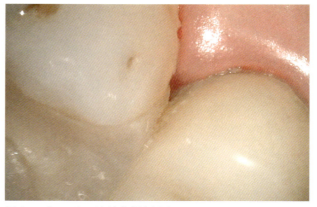

図4 プラークの沈着状態を観察。

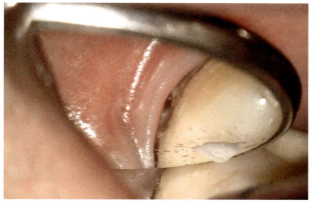

図5 歯肉縁下プラークの確認。

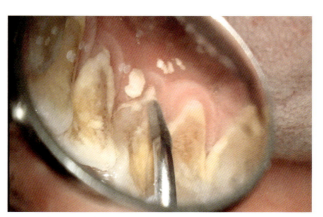

図6 歯石の付着状態の確認。

明るく拡大して見えることのメリット

　マイクロスコープで拡大することで、まず患者さんの歯面の状態が手に取るようにわかるようになりました。口腔内を拡大して観察することは歯科衛生士業務の第一歩ですから、とても重要です。

　「う蝕や充填物、補綴装置の状態はどうなっているのだろう？」「歯肉の状態、歯石やプラークの沈着状態はどうなっているのだろう？」というベテラン歯科衛生士の目線を拡大された記録映像を見せながら説明することで、新人歯科衛生士に的確に伝えることができるようになります（図3〜6）。お互いにディスカッションしながら「共通の認識をもつ」ということはとても重要なことだと考えます。

インスツルメンテーションを指導する際のポイント

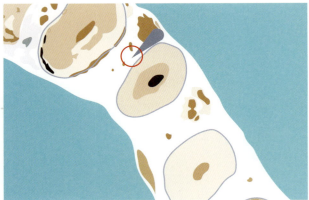

図7 インスツルメントの先端が歯面から離れている。

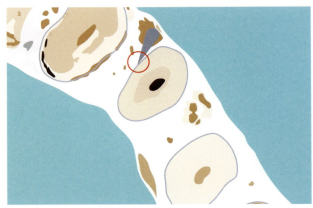

図8 インスツルメントの先端が歯面に接している。

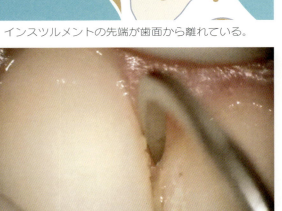

図9 拡大視野できちんとインスツルメントの先端が歯面に接していることを確認する。

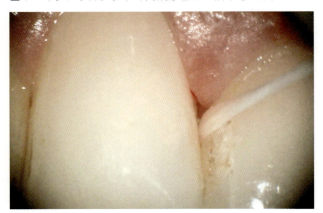

図10 フロスによる清掃状態を確認。

「頭でわかっていること」と「実際のインスツルメントの動き」

つぎに実際のDHワークでは「インスツルメントの先端を歯面に対してどのような角度で当てれば歯や歯肉を傷つけずに汚れを取ることができるか？」また「インスツルメントをどのようなストロークで動かせば効率よく汚れを除去できるのか？」を正確に伝えることができます（図7～10）。

教科書や雑誌に載っている写真やイラスト等で「頭でわかっていること」と「実際のインスツルメントの動き」をリンクさせることで、理解は速くなります。また、新人歯科衛生士のインスツルメンテーションを撮影することができれば「自分の操作のどこが悪いのか？」をベテラン歯科衛生士に指摘、指導してもらい、改善していくことで上達は飛躍的に速くなります。

写真のようにモニターを見ながら指導することが可能になりますから、患者さんにとっても「周りを囲まれている」「覗かれている」という緊張感や圧迫感を与えないで済みます。

実際に「ここが重要なポイントよ」「こうすることで痛みを与えず、スケーリングすることが大切よ」と指導しながら処置すると、患者さんからも「あっ、しっかり処置してもらえている」「痛みなく安心できる」という感想を聞きます。「見学者がいる」ということで「何か実験台にされている」というネガティブな思考からポジティブなイメージをもってもらえているようです（図11、12）。

モニターがあれば時間と場所を選ばない

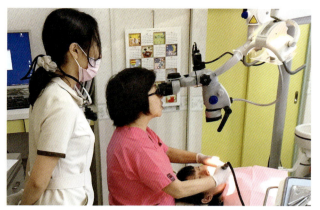

図11 「周りを囲まれている」「覗かれている」という緊張感や圧迫感を与えないで指導することができる。

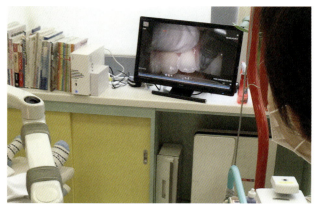

図12 モニターでインストラクターの処置を見ることができる。

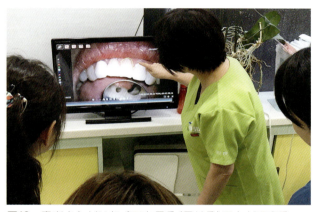

図13 患者さんがいなくても見る（見せる）ことができる。

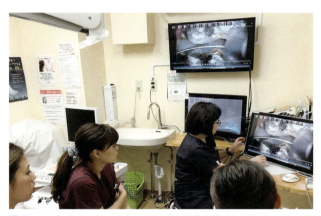

図14 みんなでディスカッションすることができる。

時間や場所を選ばず、治療症例を見ることができる

　また、マイクロスコープで録画することにより「その場に患者さんがいなくても見る（見せる）ことができるようになった」ということはとても大切です（**図13**）。

　時間や場所を選ばず、治療症例を見ることができるということは「毎日見学していなければならない」「決められたどこかに行かなければならない」ということから解放されます（**図14**）。

　わたしは自分の勤務している医院で定期的に「マイクロスコープDHワークセミナー」を行っていますが、その日は診療自体は行っていませんから、実際に患者さんがいるわけではありません。しかし、マイクロスコープ動画を見てもらうことで、先月の症例も今行っているような感覚で紹介する

ことができるようになりました。

　また、長期経過を追っている患者さんであれば、1年前の口腔内の状態からメインテナンスを続けていくことでどのように変化していったかも、時間を超えて見てもらうことができます。

　すでにマイクロスコープを導入している歯科医院に勤務されている歯科衛生士さんであれば、自分

明日から使える！ 歯科衛生士のマイクロスコープ活用法

日本顕微鏡歯科学会認定歯科衛生士を目指そう

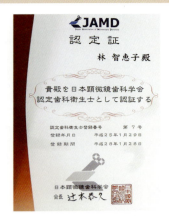

図15 日本顕微鏡歯科学会認定歯科衛生士を取得。

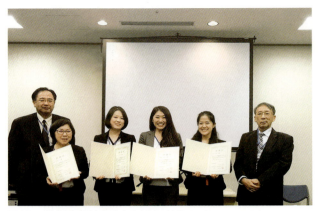

図16 学会発表は大変だけど、楽しい！。

で行った処置を動画で持ってきてもらい、参加者全員でディスカッションするということもしています。

たとえ、勤務している歯科医院に指導してくれる先輩歯科衛生士がいなかったとしても、動画のやりとりで勉強していくことが可能となります。

「日本顕微鏡歯科学会認定歯科衛生士」を目指しましょう

こういった動画でのディスカッションを繰り返すことで、勉強会やスタディグループでの「症例検討」や「症例相談」に積極的に発表できるようになったり、学会発表できるようになれば自分自身がスキルアップしていくことを実感できると思います。

目標として「日本顕微鏡歯科学会認定歯科衛生士」を目指しましょう（図15、16）。

つまり、マイクロスコープを使った情報の共有というのは患者さんや歯科医師と行うだけでなく、院内の他の歯科衛生士や他院の歯科衛生士さんたちとも共有し、互いにスキルアップしていくことに利用できるわけです。

CHAPTER 9　教育機関でのマイクロスコープ活用

2．相互実習が効果的！

安田美奈

はじめに

　当病院は歯学部付属病院であり、本学附属歯科衛生専門学校生が2年生、3年生で臨床実習を行っています。当病院保存科にはマイクロスコープが6台設置されており、一般の診療補助はもちろん、マイクロスコープの診療補助も2年生の臨床実習から行っています（**図1**）。

　臨床実習日のフィードバックの際には、介補時に歯科医師よりアドバイスや指摘されたことを振り返らせ、マイクロスコープの介補を行う時の注意点やアドバイスを行っています。

　3年生の臨床実習ではさらにステップアップして、実際にマイクロスコープに触れて覗いてもらう体験実習をしています。マイクロスコープを使用した時の見え方の違いや、操作の難しさなど術者の視点も感じてもらえるように指導しています。

　本稿では、当病院保存科配属の歯科衛生専門学校生に行っている指導や実習内容を紹介します。

マイクロスコープの介補を行うために

　臨床実習では初めて歯科診療の介補を行う2年生もマイクロスコープの介補を行うことになります。そのため、治療の術式を十分に理解できていないことや、使用する器具に慣れていないこともあ

歯科衛生専門学校におけるマイクロスコープの臨床実習

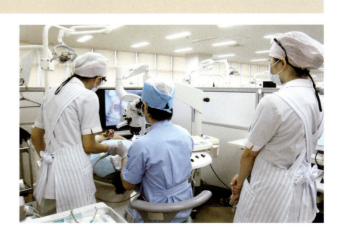

図1　附属歯科衛生専門学校生がマイクロスコープの介補を行っている。見学者もモニターで治療内容を見ることができる。

マイクロスコープの介補時の注意事項

①術者の視野を妨げないようにする
②ミラーへのエアーの当て方
③術者のアクションを見逃さない
　先読みした介補を行う
④患者のアクションを見逃さない

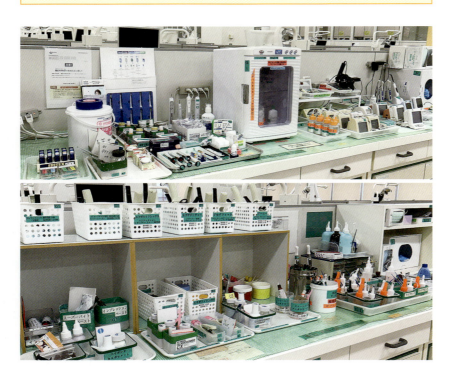

図2 介補時のポイントを説明し、実習中にスムーズなマイクロスコープのアシスタントができるようアドバイスする。

図3 器具器材の一例である。使用用途に応じて必要なものをピックアップする。

り、スムーズな介補ができないこともあります。また、初めてのマイクロスコープの診療を見るので、どうしたらいいのか、何をしたらいいのかわからない学生も多いと考えられるため、マイクロスコープの介補を行うために必要なアドバイスや注意事項について説明しています（**図2**）。

術者が治療に集中できるよう視野の確保をすることはもちろん、術者が次に何を使うのか先読みをして、すぐに器具の受け渡しができるようにつねに気を配り、チェアタイムの短縮につなげます。そのためには治療の術式を覚えてくることはもちろん、診療室にある器具器材も把握する必要があります（**図3**）。

介補について何か疑問や難しいと感じることがあれば、振り返りの時に質問を受け、アドバイスを行うようにしています。

CHAPTER 9　教育機関でのマイクロスコープ活用

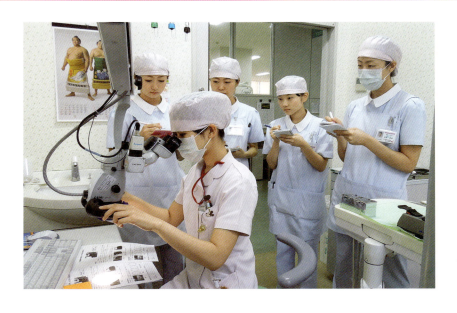

図4　マイクロスコープについて説明、デモを行っている。

マイクロスコープを知ってもらうために

　診療の際に術野を拡大する機器として、マイクロスコープとルーペ（拡大鏡）等の拡大システムがありますが、3年生を対象に、その違いについて学生とディスカッションしながら下の5項目を説明します。
①ルーペ（拡大鏡）は術者のみ拡大して見られますが、マイクロスコープは画像をモニターに映すことができるので、術者のみでなく介補者や見学者も術者と同じ目線で見ることができます。また、録画をすることにより患者にも画像を見せて説明することができます。

②ルーペ（拡大鏡）は倍率が一定なのに対してマイクロスコープは高倍率なうえに、容易にダイヤルで倍率を変えることができます。そのため、処置の内容に応じて拡大や縮小を簡単に行うことが可能です。
③ルーペ（拡大鏡）もライトを付けることができますが、マイクロスコープのほうが光量が強く、狭い視野でも鮮明に見えます。
④ルーペ（拡大鏡）の良い点としては、場所をとらずに容易に使用することが可能なのに対して、マイクロスコープは設置場所が必要と

なり、スペースを確保しなければなりません。
⑤ルーペ（拡大鏡）は比較的購入しやすい価格のものもありますが、マイクロスコープは高額です。
　次に、実際にマイクロスコープを見ながら使用手順を簡単に説明しています。マイクロスコープの構造、操作方法、視度調整、瞳孔間の距離設定についてデモを行いながら説明します（図4）。
　そして、対象物に合わせた画像を低い倍率から高い倍率まで徐々に上げてどのように見えるのかをモニターを通して確認します。

相互実習の内容と流れ

①視度調整・瞳孔間の距離設定をする
　↓
②上顎前歯部を見る
　↓
③探針操作を行う
　↓
④下顎前歯部舌側を鏡視で見る
　↓
⑤探針操作を行う

図5 相互実習の内容と流れ。

学生同士のマイクロスコープの相互実習

実際に相互実習を行い、マイクロスコープを使用して口腔内を観察、探針操作や鏡視を行います（**図5**）。

①視度調整・瞳孔間の距離設定をする

初めてマイクロスコープを操作する学生はレンズを覗くことが難しく、視度調整・瞳孔間の距離もなかなか位置が定まらず時間がかかります。レンズを斜めに覗くと視野が黒く見えてしまうため、見えない学生には姿勢を正してまっすぐレンズを覗くようアドバイスします（**図6**）。

②上顎前歯部を見る

上顎前歯部に視点を合わせ、実際にマイクロスコープを覗きます。低倍率から高倍率へ上げ、倍率が高くなった時のピント調整の難しさも体験してもらいます。また、モニターの中央に視点を合わせないと画面から切れてしまうこともあるため、モニターも確認しながら行うようにアドバイスします（**図7**）。

③探針操作を行う

マイクロスコープを覗きながら操作するのは、手元の感覚が慣れず大変困難です。操作に集中して口唇の排除がうまくできていないことや、ピントがずれていることに気づかない学生もいるため、モニターを見ながらアドバイスします。

④下顎前歯部舌側を鏡視で見る

低倍率に戻し、下顎前歯部舌側をミラーで見ます。はじめはミラーが不安定で画像が揺れてしまい、大変見づらい学生が多いです。動かないように固定を置くとよいことをアドバイスします。

また、デンタルミラーとフロントサーフェイスミラーの見え方の違いも確認してもらいます。フロントサーフェイスミラーは表面反射することで画像をクリアに鮮明に見ることができ、目の負担も軽減することができます（**図8**）。

⑤下顎前歯部を鏡視して探針操作を行う

鏡視で探針操作を行うと徐々に視野がずれてしまったり、左右の方向がわからず、思うように操作できない学生が多いです。また、鏡視した探針と操作部位が重なり、うまく見えないこともあります（**図9**）。

CHAPTER 9　教育機関でのマイクロスコープ活用

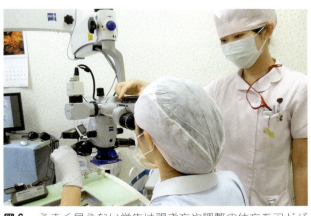

図6　うまく見えない学生は覗き方や調整の仕方をアドバイスする。

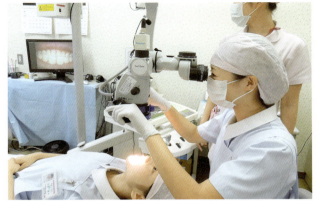

図7　上顎前歯部へ視点を合わせ、低倍率から高倍率へ倍率を上げて見る。中央に写っているかモニターの画像も確認しながら行うよう説明する。

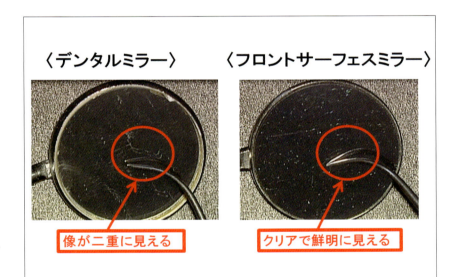

図8　通常のデンタルミラーとフロントサーフェイスミラーの違いを説明。表面反射を確認してもらう。

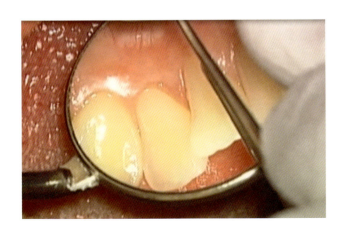

図9　視点が中心からずれたり、鏡視した探針と重なり操作部位が確認できない。

相互実習後の振り返りとアドバイス

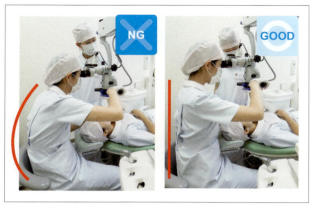

図10 実習中の姿勢。操作に集中していると姿勢が崩れてくる。ユニットの高さを調整し、姿勢を正すようアドバイスする。

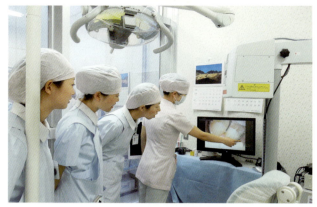

図11 学生の口腔内を録画し、プラークの付着状態やう蝕を確認してもらう。拡大された画像に学生も衝撃を受けている。

相互実習後の振り返りとアドバイス

実習中はマイクロスコープを覗くことや操作することに集中すると、徐々に姿勢が崩れます。ユニットを上下させて高さを合わせることで、姿勢を正して見ることができます（図10）。学生の実習後は指導者に術者を代わり、学生自身の口腔内を観察し、歯石沈着やう蝕、クラックなどを録画して確認してもらいます。拡大された画像を見ることで学生自身も衝撃を受けることも多く、患者へ治療の同意やブラッシングへのモチベーションにつながることを感じてもらいます（図11）。

まとめ

臨床実習を通じてマイクロスコープを用いた診療を見ることはもちろん、介補の仕方を学び、就職後もスムーズに行えるようになってもらえたらと思い、学生指導に努めています。

また、臨床実習中はマイクロスコープを使用しているのは歯科医師のことが多く、今回のような臨床実習を行うことで歯科衛生士も活用できるものなのだと初めて知る学生も多いです。

実際に相互実習を行い、操作の難しさや訓練の必要性を知り、拡大して見えることの利点を感じることで、治療だけでなく歯科衛生士にとっても大変有効であると知るきっかけとなればと考えます。

CHAPTER 10

日本顕微鏡歯科学会認定
歯科衛生士を
取得するためには

1. 日本顕微鏡歯科学会が歯科衛生士に期待すること

辻本恭久

　半世紀くらい前の歯科界では、う蝕や歯周病の予防・治療がここまで進歩するとは考えられなかったと思います。先人たちが国民のQOLを高めるために、う蝕・歯周病の研究に取り組んでくれた結果、現在では抜歯する症例が減少し、口腔内の健康を維持することで、健康寿命が延び元気な高齢者が増えています。8020運動はまさしく実現に向け前進していると実感しています。

　そして、今の歯科医療制度のなかで歯科衛生士の存在は不可欠となっています。より高い質の歯科医療を国民に提供するために、われわれ歯科医療にかかわる者は、日頃より研鑽しなくてはなりません。

　われわれ術者側の治療スタイルが、目視からルーペを使用するようになり、治療の質が上がりましたが、平成の時代に入ってからは、マイクロスコープを使用することで明るい照明のもとで、より拡大された術野を見ながら治療することが可能になりました。

　さらに治療内容を録画することができるようになりました。治療の質が向上しただけではなく、患者さんに情報提供（録画映像をもとに治療内容等の説明）することで、患者さんの治療に対する理解度が上がるばかりではなく、術者側に対する信頼感も増すことになりました。

　日本顕微鏡歯科学会の認定歯科衛生士制度は、顕微鏡歯科医学の専門的知識および臨床技能・経験を有する歯科衛生士により、顕微鏡歯科医療の高度な水準の維持と向上を図り、国民の保健福祉に貢献することを目的とし、2012年に制定され2013年に施行されました。現在までに33名の認定歯科衛生士が誕生しています。

　認定歯科衛生士の方ですでに歯科衛生士向けにハンズオンセミナーを開催したり、各学会のシンポジウムやスタディグループでの勉強会講師として呼ばれている方もいらっしゃいます。たった5年の間に認定歯科衛生士が増え、しかも全国的展開を見せています。

　今後の歯科医療のなかで、歯科衛生士が行う業務が増えていくのは当然のことかもしれませんが、その歯科衛生士業務をマイクロスコープを使用して行い、患者さんに喜ばれ信頼されるということは、歯科界全体のレベルアップ、信頼回復につながっていくものと信じています。

　今後、マイクロスコープを使用する歯科衛生士・歯科医師が増え、国民に高度な歯科治療を提供できるようお互いに頑張っていきたいと考えています。

2. 日本顕微鏡歯科学会認定歯科衛生士への道のり

加藤あゆ美

はじめに

　筆者とマイクロスコープとの出会いは、現在の勤務先でした。マイクロスコープをスマートに使う院長の姿、モニター越しに見る拡大の世界の美しさ、専用録画プレゼンシステムを使用することで患者さんにとてもよく理解していただき、時には感動していただけることも……。今までは手探りで歯周ポケット内の歯石を探知し、指先の感覚で歯石を除去するといった"感覚重視"の歯周病治療をしていました。

　しかし、「本当に縁下の歯石を除去できているのか？」「ポケット内のプラークは除去できているのだろうか？」など、悶々とした日々を送っていました。

　「私も院長のようにマイクロスコープを使用して臨床をしたい！」と思い、マイクロスコープを使用できるように練習を始め、2016年に歯科衛生士専用のマイクロスコープを設置していただきました。

　拡大の世界で見る歯肉は、ぷるぷるでつやつやでとても感動しました。今まで普通に使用していたプローブやキュレットがとても大きく見え、よくこんなものを何のためらいもなくポケットに入れていたなと、愕然としました。歯肉溝からジュワーッと出る滲出液や、深いポケット内からの出血や排膿……「見える」ことが楽しくて仕方がありませんでした。

　私が認定歯科衛生士を受験したのは、マイクロスコープを使用するようになって1年足らずでした。なぜ、まだまだ未熟な私が認定歯科衛生士をめざしたのかというと、「これからおそらく引退の時までマイクロスコープを使い続ける！」という強い決意と、認定に挑戦することで自分の現在の問題点が明確になるのではないかと思ったからです。

認定試験までの準備

　受験する準備としては、とにかくたくさんの症例にストーリー性をもたせて録画していくということです。たとえば、歯肉の腫脹を確認→プロービングで出血→エアーをかけ歯石の沈着を確認→歯石の除去、といった感じです。ストーリー性をもたせて録画することで、施術後の患者さんへの説明もスムーズに行えました。

　そして、なるべく全部の部位の症例をつくることを意識して進めていくと、自分の苦手な部位や動作を確認することができました。

　苦手なところは、自分のポジションやミラーの角度、患者さんのヘッドレストの角度などを工夫し、何度も練習をしました。

　その後、録画したものを編集し、推薦人の先生に確認していただきました。そのなかから、3症例を

選択し学会申請時に使用します。
症例選択のポイントとしては、やはりマイクロスコープを使用してこそ見せることのできる部位を選択すると良いとのことでした（手鏡で直視できる部位は避ける）。

認定歯科衛生士になるための手続

　認定歯科衛生士になるための細かい手続は、詳しくは日本顕微鏡歯科学会のホームページを見ていただくのが一番ですが、とにかくたくさんの動画を撮り、その動画のなかから3症例を選び、事前に推薦人をお願いしておいた日本顕微鏡歯科学会理事または評議委員の先生にチェックしていただく。よければ、動画編集ソフトを使用し、1症例60～90秒に編集し、その他の書類と一緒に提出します。書類の締切の約1か月後に筆記試験と口頭試問が行われます。
　筆記試験対策としては「別冊マイクロデンティストリーYEARBOOK」（クインテッセンス出版刊）のバックナンバーを隅々まで読み、要点をまとめました。マイクロスコープの構造や、マイクロスコープ使用時の注意点、マイクロスコープを使用する目的や利点等を理解しておくとよいと思います。

試験当日、そしてこれから

　試験当日は、筆記試験から行われました。筆記試験の後、口頭試問が行われました。症例動画を見ながら内容の説明を行い、試験官の先生に動画の内容について、使用しているマイクロスコープの機種、マイクロスコープを使用するうえで注意している点、動画を撮影するうえで注意している点、今後どのようなことを目標に頑張っていきたいかなどの質問を受けました。施術についての具体的なアドバイスや、お勧めの器具などを教えていただき、とても貴重な時間でした。
　試験を受けるにあたり、自分の施術の動画を撮り、それを繰り返し見ることで、たくさんの問題点に気づきました。また、患者目線でどのような撮影をしてどう説明すればよいのかを考える機会にもなり、多くの気づきを得ることができました。
　認定衛生士になるのはハードルが高そうだなと思われる方もいると思います。自信がなくても症例をつくることから始めて、そこからたくさんの気づきを得て、問題が見つかったら1つずつ解決をして、前に進んでいけばよいと思います。幸いにも筆者の周りにはマイクロスコープを使用しているすてきな歯科衛生士の方がたくさんいます。周りの方々の支えがあってこその今の自分があると思っています。これからもっとたくさんの歯科衛生士の方々に、この拡大下のすばらしい景色を見てもらいたいです。
　認定の資格を取ることがゴールではありません。私も認定歯科衛生士になってやっとスタートラインに立てたと思っています。技術はまだまだこれからですが、資格を取ることで1つ自分に自信をもつことができました。その名にふさわしい仕事をしていけるよう、日々精進したいと思います。

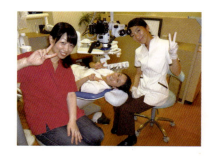

著者一覧・略歴

■編著者■

辻本恭久（つじもと・やすひさ）
日本大学松戸歯学部歯内療法学講座　診療教授
日本顕微鏡歯科学会会長・指導医

三橋　純（みつはし・じゅん）
東京都開業・デンタルみつはし
日本顕微鏡歯科学会副会長・指導医

■著者（50音順）■

上田こころ（うえだ・こころ）
群馬県勤務・武井歯科クリニック
日本顕微鏡歯科学会認定歯科衛生士
群馬県高等歯科衛生士学院卒業

大野真美（おおの・まみ）
大阪府勤務・カガミ歯科医院
日本顕微鏡歯科学会認定歯科衛生士
大成学院大学付属歯科衛生士専門学校卒業

林　智恵子（はやし・ちえこ）
東京都勤務・ネクスト・デンタル
日本顕微鏡歯科学会認定歯科衛生士
日本大学歯学部歯科衛生士専門学校卒業

増田佳子（ますだ・けいこ）
東京都勤務・デンタルみつはし
日本顕微鏡歯科学会認定歯科衛生士
栃木県立衛生福祉大学校卒業

安田美奈（やすだ・みな）
日本大学松戸歯学部付属病院
日本顕微鏡歯科学会認定歯科衛生士
日本大学松戸歯学部附属歯科衛生専門学校卒業

和田莉那（わだ・りな）
東京都勤務・
吉田歯科診療室デンタルメンテナンスクリニック
日本顕微鏡歯科学会認定歯科衛生士
東邦歯科医療専門学校歯科衛生士学科卒業

■協力■

加藤あゆ美（かとう・あゆみ）
岐阜県勤務・ノアデンタルクリニック
日本顕微鏡歯科学会認定歯科衛生士
岐阜歯科衛生専門学校卒業

クインテッセンス出版の書籍・雑誌は、歯学書専用通販サイト『歯学書.COM』にてご購入いただけます。

PCからのアクセスは…
歯学書 [検索]

携帯電話からのアクセスは…
QRコードからモバイルサイトへ

QUINTESSENCE PUBLISHING
日本

歯科衛生士臨床のための Quint Study Club 知っておきたい知識編⑥
明日から使える！ 歯科衛生士のマイクロスコープ活用法

2018年3月10日　第1版第1刷発行

編　著	辻本恭久（つじもとやすひさ）／三橋　純（みつはし　じゅん）
著　者	上田こころ（うえだ）／大野真美（おおの まみ）／林　智恵子（はやし　もえこ）／増田佳子（ますだけいこ）／安田美奈（やすだみな）／和田莉那（わだりな）
発行人	北峯康充
発行所	クインテッセンス出版株式会社 東京都文京区本郷3丁目2番6号　〒113-0033 クイントハウスビル　電話(03)5842-2270(代表) 　　　　　　　　　　　(03)5842-2272(営業部) 　　　　　　　　　　　(03)5842-2275(編集部) web page address　http://www.quint-j.co.jp/
印刷・製本	サン美術印刷株式会社

Ⓒ2018　クインテッセンス出版株式会社　　禁無断転載・複写
Printed in Japan　　　　　　　　　　　　　落丁本・乱丁本はお取り替えします
ISBN978-4-7812-0610-3　C3047　　　　　定価は表紙に表示してあります